T0355283

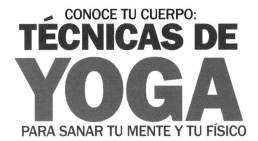

CONOCE TU CUERPO:
TÉCNICAS DE
YOGA
PARA SANAR TU MENTE Y TU FÍSICO

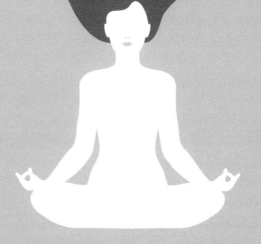

Víctor M. Flores

FOTOGRAFÍAS DE HELENA ZABALETA

CONOCE TU CUERPO:
TÉCNICAS DE
YOGA
PARA SANAR TU MENTE Y TU FÍSICO

Salud y bienestar • Editorial Arcopress
Directora editorial: Emma Nogueiro
Maquetación: Fernando de Miguel
Cubierta: Teresa Sánchez Ocaña

Imprime: Coria Artes Gráficas
ISBN: 978-84-17828-64-6
Depósito Legal: CO-1085-2020
Hecho e impreso en España - *Made and printed in Spain*

Quiero dedicar este libro a Ramiro Calle, mi maestro de vida
y refugio de mis dudas.

A Antonio García, por su continuo ánimo
y por estar siempre ahí.

A José Ignacio Vidal, el fotógrafo del alma, por su mirada
de noche marroquí y su espíritu de *saddhu*.

A Leonard Cohen, cuya amargura entre nubes de tabaco
me ayudó a sobrevivir.

Índice

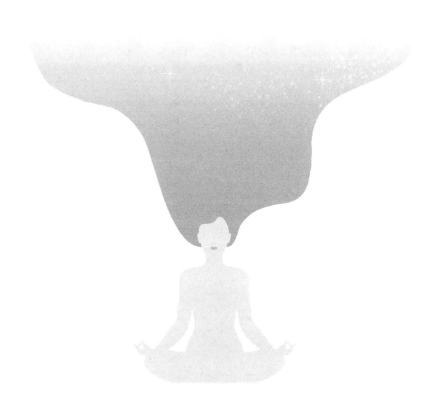

«A veces, el destino se parece a una pequeña tempestad de arena que cambia de dirección sin cesar. Tú cambias de rumbo intentando evitarla. Y entonces la tormenta también cambia de dirección, siguiéndote a ti. Tú vuelves a cambiar de rumbo. Y la tormenta vuelve a cambiar de dirección, como antes. Y esto se repite una y otra vez. Como una danza macabra con la muerte antes del amanecer. Y la razón es que la tormenta no es algo que venga de lejos y que no guarde relación contigo. Esta tormenta, en definitiva, eres tú. Es algo que se encuentra en tu interior. Lo único que puedes hacer es resignarte, meterte en ella de cabeza, taparte con fuerza los ojos y las orejas para que no se te llenen de arena, e ir atravesándola paso a paso. Y en su interior no hay sol, ni luna, ni dirección, a veces ni siquiera existe el tiempo. Allí solo hay una arena blanca y fina, como polvo de huesos, danzando en lo alto del cielo. Imagínate una tormenta como esta.

Y tú en verdad la atravesarás, claro está. La violenta tormenta de arena. La tormenta de arena metafísica y simbólica. Pero por más metafísica y simbólica que sea, te rasgará cruelmente la carne como si de mil cuchillas se tratase. Muchas personas han derramado allí su sangre, y tú, asimismo, derramarás allí la tuya. Sangre caliente y roja. Y esa sangre se verterá en tus manos. Tu sangre y, también, la sangre de los demás.

Y cuando la tormenta de arena haya pasado, tú no comprenderás cómo has logrado cruzarla con vida. Ni siquiera estarás seguro de que la tormenta haya cesado de verdad. Pero una cosa si quedará clara. Y es que la persona que surja de la tormenta no será la misma persona que penetró en ella. Y ese es el significado de la tormenta».

Haruki Murakami

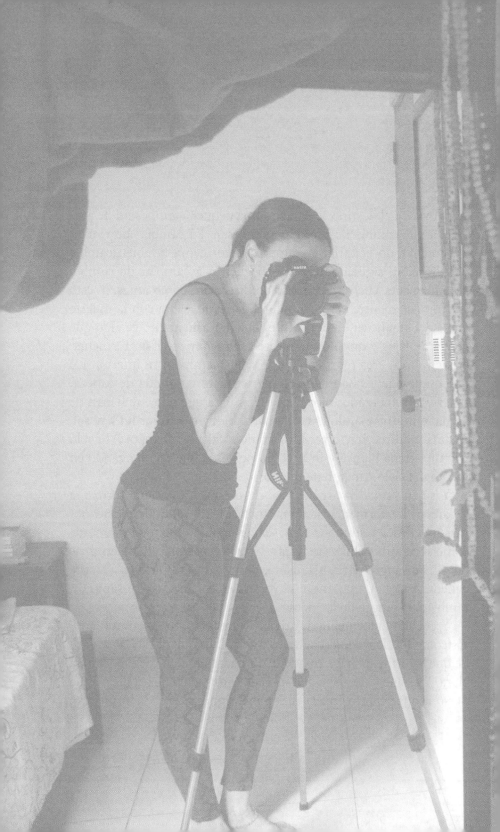

Prólogo

En el año 2020 nuestro planeta Tierra se convirtió en una isla sin playas, en una isla de escarpadas y rocas. Fue en marzo. Fue súbito, global. De pronto no se pudo escapar a ningún lado porque ningún lado era considerado sosteniblemente seguro, y si lo era, cualquiera de nosotros podía contaminarlo. Nos convertimos en los peores vecinos, en alguien no deseado, tóxico, los calcetines blancos en la puerta de la discoteca de moda. No había santuario, ni exilio. No había una vía de escape a través de los túneles del metro y los helicópteros no despegaron para evacuarnos.

Antes se había visto con cierta alarma cómo había surgido una pandemia en China muy voraz y cómo, en forma de apisonadora, había barrido el norte de Italia, lo que puso las orejas de punta al resto de sus vecinos en Europa.

Al principio se pensó que era una enfermedad de ricos y exclusiva del hombre blanco y que el Universo devolvía a nuestra cultura la amargura de vivir con las fronteras cerradas, cambiando de manos la privilegiada llave que cerraba la puerta. Nunca faltaron, desde la peste negra, tintes apocalípticos ni visionarios en situaciones similares. La diferencia es que esta situación solo la habíamos visto en el cine.

Aquí en España empezó muy localizada, pero creció entre todos nosotros la idea de que pudiéramos llegar a imitar el modelo italiano, donde muchas familias eran testigos de cómo se llevaban en ambulancias a sus mayores para no volver a verlos nunca más. No se podían tan siquiera despedir de sus padres cuando los enterradores les daban sepultura.

El día 14 de marzo nuestro país se paró de golpe y poco a poco se fueron sumando el resto. Nos pilló de sorpresa. En zapatillas. Recogiendo la mesa. Discutiendo en pijama, emparejando los calcetines. Mientras la realidad cotidiana del tráfico, las prisas, de desayunar en nuestra cafetería favorita se desmoronaba, algunos de nosotros íbamos rumbo al trabajo o estábamos pidiendo cita para hacernos la manicura o nos encontrábamos en el gimnasio.

No nos dio tiempo a terminar las vacaciones antes de tiempo y volver a casa. O subir al tren y quedarnos con nuestros padres o separarnos de nuestro marido con quien íbamos a convivir ahora más que nunca sin desearlo y por un tiempo indefinido. O llamar a nuestro hijo para decirle que dejara la universidad y se fuera con la abuela. O correr a casa de nuestra novia. Todo se paralizó y lo primero que hicimos fue comprar papel higiénico, ver las redes sociales y al darnos cuenta de que esto iba en serio, empezar a hacer planes para cuando todo acabara.

Pero no acabó. Sino que el estado de alerta se fue prolongando y prolongando y prolongando. El día 4 de marzo tuvimos el primero fallecido, en Valencia. El 9 fueron 28. El 12 de marzo habíamos despedido a 83 personas. Hoy día 21 de julio la cifra oficial es de 28.972. Llevamos semanas sin fallecidos y con un fuerte rebrote entre la gente joven, que lo resiste casi sin síntomas.

Cuando empecé a escribir este libro estábamos en desescalada hacia la normalidad, por fases. Mi provincia, Málaga, se encontraba aún en la llamada Fase 1. A lo largo del tiempo, entre la declaración del estado de alarma y el día de hoy, pudimos contemplar con horror cómo los cadáveres quedaban en las calles de Guayaquil sin que nadie los recogiera. O cómo en Irán se habilitaban fosas comunes. O cómo en algunos países de África ponían los cadáveres en fila en las carreteras o cómo los leones se adueñaban de las carreteras en Sudáfrica. Se publicaron fotos de cisnes en los canales de Venecia, de delfines en el puerto de Marbella.

Al principio se pensaba que se trataba de una especie de gripe que era mortal para los pacientes con el sistema inmunitario bajo y que la mayor población de riesgo era la comprendida en la franja de adultos mayores de cuarenta y cinco años. Poco a poco empezamos a averiguar que se podía contagiar aun sin incubación, que podía padecerse sin manifestarse, convirtiendo al enfermo en una mina antipersonal biológica llamado «asintomático». Y esta mina se podía encontrar en nuestro mismo hogar.

El distanciamiento social impuesto por el gobierno tenía como objetivo no bloquear el sistema sanitario. Consistía en no tocarse, no besarse, no estrechar la mano, no abrazarse, ver pasar los días tras el cristal de las ventanas. Mientras una cajera de supermercado o un reponedor de frutas adquirían más valor que todo un bufete de abogados, juntábamos a personas sanas con personas enfermas esperando que las primeras no se contagiaran. Nos quedaba rezar.

Pero nuestras plegarias no se cumplieron. Los cálculos de las infecciones y los fallecimientos se podían hacer en una servilleta en los peores días.

Internet continuó hablando: el virus fue fabricado por la CIA, por los chinos, por los rusos, por el FMI en colaboración con todos los gobiernos para dejar de pagar pensiones. Para enfermar había que estar en contacto con un enfermo, pero para contraer miedo solo hacía falta hacer caso a un rumor. Y todos teníamos mucho miedo, nos sobraba el miedo, lo destilábamos, apestábamos a miedo y si no, a imprudencia. Los políticos, enzarzados en su lucha por mantenerse en el poder o por ganarlo, no mejoraron las cosas, más bien empezaron a dar palos de ciego.

Salimos a la calle con tapabocas pero se dijo que el virus era pesado y los verdaderos preservativos eran los guantes, porque nos aislaban de los fómites, es decir, pasamanos, picaportes, corbatas, monedas y, en general, todo objeto que pudiera albergar al virus y transferírnoslo y de ese modo llegar a nuestras mucosas pues nos tocamos la cara de tres a cinco veces por minuto, lo que hace que la final del día sean cerca de tres mil veces.

Posteriormente los guantes fueron desechados por una mejor higiene, pero se ha persistido en el uso de mascarillas pues el virus puede permanecer flotando hasta diez minutos. En un espacio abierto la carga viral se vuelve irrelevante, pero en un espacio cerrado no, se mantiene. De ahí que el confinamiento provocase tantos fallecidos al existir espacios comunes de convivencia.

Según pasaban las semanas el virus empezó a ser la menor de las preocupaciones y en el horizonte apareció el declive económico, la ruina inmunológica a la que muy pocos organismos podían hacer frente. Como el objetivo fue aplanar la curva y no erradicarla al ser demasiado tarde, el confinamiento fue alargándose y con ello la terrible realidad del paro laboral, pues no había un plan de contingencia al respecto.

En estas páginas no vas a encontrar crítica política, ni un porqué místico de la situación. No vamos a alimentar fantasías, hipótesis, quimeras, ni a valorar los efectos positivos ni enfatizar los dramáticos. Tampoco nos unimos a la cultura del positivismo, que ofrece soluciones a tu malestar en forma de mensajes superficiales, cargados de optimismo y de estética aniñada, en los que el cambio se entiende como una responsabilidad única que recae en tus hombros.

Tratamos de ser espectadores, conciencia testigo, de la realidad y de analizar las consecuencias obvias de lo vivido, minimizar su alcance y devolver la esperanza para el futuro que, aún incierto, ofrece la oportunidad de mejorar y mejorarnos.

Ofrecemos técnicas psicofísicas del yoga como vías de detener la mente, controlar la respiración y readaptar al cuerpo después de un confinamiento tan prolongado como inesperado. Pensar que levantada la cuarentena todo iba a ser igual es soñar despiertos.

Este libro lo estructuraremos en tres partes muy definidas con tres objetivos: uno son las técnicas respiratorias básicas para la concentración de la mente en su regreso a las rutinas básicas laborales o sociales que se hayan visto mermadas por la carencia prolongada de socialización.

El segundo es la readaptación corporal, siendo esta una forma de evitar que las posibles lesiones generadas por la falta de movilidad y confinamiento permanezcan como compensación temporal y no como adaptación permanente del cuerpo a la lesión, además de facilitar la reincorporación al movimiento global del cuerpo en su ambiente fuera del espacio reducido de la cuarentena.

El tercero es la paz mental, basada en técnicas psíquicas de meditación, concentración y observación del entorno sin valoración, de tal modo que convertimos las emociones (que suelen asumir el control de nuestra personalidad por su peso) en sentimientos (más educables). El ser humano emocional es caótico, es el personaje de un «culebrón», libera sin control respuestas íntimas al entorno que oscilan desde la rabia al miedo, del desprecio a la alegría y estas emociones le esclavizan sin permitirle controlarse. Se convierte en víctima de celos infundados, por ejemplo.

El ser humano sentimental se caracteriza por reconocer que lo que nos hace humanos no son solo factores específicos de socialización (desde un beso de buenas noches a relaciones de amistad) sino las repercusiones del entorno. A nivel comportamental cambiamos de pensamiento y de actitud en muchas ocasiones de forma gratuita, manteniendo la coherencia en pocas ocasiones de hecho, debido a que vibramos frente a una fotografía, nos hipnotizamos ante un amanecer o sentimos la empatía, es decir, lloramos por la tragedia de otro. Basta un día nublado. Todo esto se traduce en emociones, naturalmente, pero estas no son incapacitantes, sino vivenciales y aunque estas puedan ser frías, en realidad solo se es sensible a otras emociones. Unamuno decía que «el ser humano no era racional, sino que era un ser sentimental consciente de su consciencia».

Son nuestras emociones las que nos permiten adaptarnos al entorno en el que estamos en un momento preciso pero un empleo inadecuado de las mismas puede conducirnos al malestar. En función de las situaciones, retrasamos, inhibimos o modificamos las emociones con el fin de lograr bienestar según las circunstancias, como por ejemplo, es no decir a la persona de quienes nos hemos enamorado que nos hemos enamorado de ella. Puedo ser una persona cariñosa dentro del marco de mi familia y un déspota en el trabajo. De ahí que Don Quijote sea un loco cuerdo y Sancho Panza un tonto listo, y esas cualidades asoman en el momento más apropiado o en el más inadecuado de los momentos porque siempre existirá, en el mundo emocional, la incapacidad de controlarnos.

Si bien la supervivencia como especie del ser humano provino por su capacidad racional, en su evolución no perdió la facultad innata, inconsciente y automática del sentimiento como forma de entender el mundo. Nuestro cerebro, más grande que el de otras especies, se caracterizó desde nuestro origen pensante por solucionar problemas y elaborar estrategias de futuro, pero siempre se vio afectado por cosas a veces mínimas, como el color de una pared o una música de fondo si estas se convertían en recuerdos asociados a experiencias, ya fuesen positivas o negativas. Esa es la clave que nos diferencia de otras especies. Sentimientos y emociones son el motor de todo. La pérdida de control sobre estas afecta inmediatamente a la conducta.

Es fácil ver lo desnudo que está el ser humano, la frivolidad e insignificancia de lo que hace o piensa frente a los eventos de la vida que se presentan para despertarnos con nuestra gloria o hundirnos en la estupidez, aunque no seamos ni héroes en zapatillas ni estúpidos. En este contexto actual endulzamos nuestros términos para referirnos a otros y de este modo hemos llamamos héroes a los profesionales de la salud, nos hemos asomado a los balcones, aplaudiéndoles pese a que anteriormente hayamos apoyado recortes de sueldo o mirado hacia otro lado en la disminución de número de profesionales en beneficio de un mayor aumento de gasto militar.

En pocas palabras, y en boca de Milan Kundera, sentimos la pesada carga de plomo de la levedad.

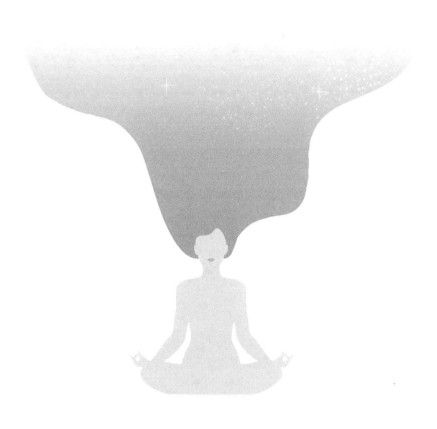

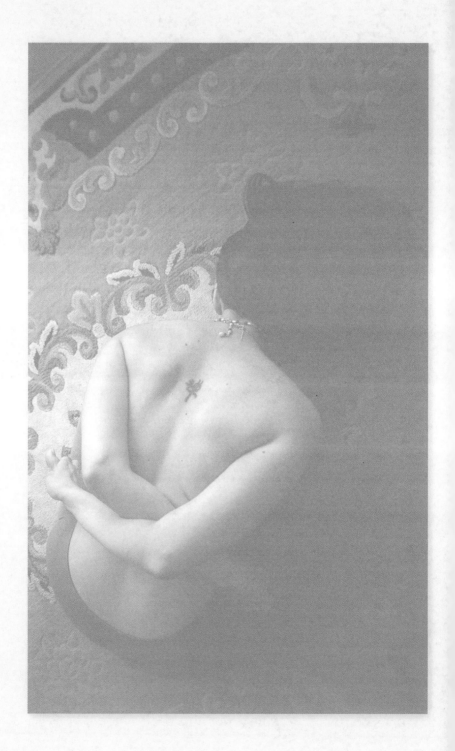

CAPÍTULO 1

Estamos diseñados para la supervivencia

Tenemos que entender que hoy en día muchos de nuestros proyectos se han caído por la borda. Vivimos en algo similar a una postguerra. Se pueden reiniciar algunos, otros han sido producto de años y requieren el mismo esfuerzo y tiempo. Muchas parejas han roto ante crisis domésticas alimentadas, a veces, por la presencia de los hijos en la casa. En otras se han unido lazos, o los padres han conocido y disfrutado de sus hijos como nunca. Es decir, podemos llenar enciclopedias de todas las cosas que han pasado pues todas son particulares, porque aun compartiendo la situación de forma tan íntima que nos identificáramos con tal o cual caso, cada una de ellas ha sido tamizada por la mente, la gran indomesticada.

Entre las muchas virtudes del yoga yo destacaría no solo ser corporalmente multilingüe, sino además ofrecer, para todas las mentes, un camino unificador. Da igual el criterio por el cual una persona se acerca al yoga. En su práctica terminará encauzando todas las inquietudes en una dirección.

Es por eso que el yoga es una herramienta excepcional para el ser humano, no solo para su crecimiento espiritual y su refuerzo físico, sino para afrontar una crisis, un duelo, solucionar en forma de terapia un dolor irreversible y convertirnos en un laboratorio de autoconocimiento en el cual se emprende el viaje más largo: el viaje a uno mismo.

Antes de todo esto tenemos que entender que ya habíamos pasado por algo así antes. Pero nuestra memoria histórica no lo tenía presente hoy en día. Se trata de la gripe española de 1918, llamada así porque la prensa española fue la que se hizo eco mientras que el resto de los países censuraron la noticia. En aquella ocasión era un virus que provocaba una tormenta de citosinas, esto es: cuando nos invade un cuerpo extraño, existe una proteína llamada citosina que se encarga de la comunicación celular y que envía al lugar de la invasión a los glóbulos blancos, nuestras defensas, pero allí el virus les incitaba a crear más citosinas. Esta sobrecarga de información era demoledora porque se rompía la transición natural de la inflamación y posterior recuperación dado que esas proteínas provocan inflamación y dolor de cabeza, entre otras cosas. Murieron 40.000.000 de personas.

Tantos muertos pasaron de algún modo desapercibidos porque el mundo estaba enfrascado en otra enfermedad: la guerra. El presidente norteamericano, al saberlo, pensó en retirar las tropas del continente europeo para evitar la propagación, pues se había desarrollado en Estados Unidos, principalmente. Pero al parecer un signo de debilidad ante una Alemania casi vencida, continuó enviando contingentes de soldados que propagaron el virus incontenniblemente.

Siempre la política se ha antepuesto a la salud y a la par, ha sido utilizada como argumento electoral o partidista. Esto, como vemos, no es nuevo.

Muchos siglos antes el mundo había vivido el mayor desastre biológico de su historia: la peste negra. De hecho, no se sabe cuánta gente murió, pero se considera optimista la cifra de hasta dos tercios de la población. Tampoco se sabe cómo se inició aunque sí su agente de propagación: los marineros y no las ratas. En Florencia, un 20% de la ciudad sobrevivió y en Hamburgo, Colonia y Bremen una de cada diez personas moría durante la pandemia. Además, este apocalipsis causó más muertes posteriormente por daño colateral. Se les echó la culpa a los judíos y en muchas ciudades se inició una extinción de la comunidad judía por parte de los gentiles.

Pero el ser humano sobrevivió. Siempre lo hace. Alemania se reconstruyó después de la Segunda Guerra Mundial tras haber quedado a ras de suelo. También lo hizo Japón. Ciudades como Roma, Constantinopla, Praga o París han sido bombardeadas, su población degollada por las calles o ante sus muros y saqueadas desde su mismo origen, y siempre han sido reconstruidas, más hermosas y arrogantes.

Esa es nuestra grandeza, la mayor de nuestras capacidades. El perro es prosa, el gato es poesía, pero el ser humano puede ser ambas cosas según la dirección de los vientos.

Tenemos que entender que el cuerpo humano y no el continente (el ser humano) tiene programación para la supervivencia. En pocas palabras: no es fácil morirse.

Ante todo, hay que tener continuamente presente que somos seres muy paradójicos. La vida se basa en una sensibilidad orgánica a la muerte. La ingesta de una salsa de mayonesa en mal estado puede matarnos en unas horas. Sin embargo, podemos sobrevivir a la caída de la planta séptima de un edificio.

Funcionamos a través de un mecanismo muy simple e inevitable: placer-displacer. Se expresa en binario o SÍ o NO y emerge incondicionalmente. Nos acercamos a lo que nos gusta y rechazamos lo que nos disgusta. Y somos especialmente sensibles a las sensaciones físicas. De ese modo apartamos las manos de una hornilla caliente antes de quemarnos. E incluso, cuando nos quemamos, retiramos las manos antes de sentir el dolor.

Por eso, tanto nuestro cuerpo como nuestras aptitudes mantienen no en pocas ocasiones formas no compatibles. De hecho, a nivel articular existe lo que denominamos incongruencias articulares, que permiten, sin embargo, el movimiento o la estabilidad, aunque esta incongruencia suponga la ausencia de una relación natural entre las superficies implicadas. Las cápsulas articulares del codo o la rodilla, por ejemplo, dejan de mantener su simetría y exponen curvas diferentes, pero se produce el efecto que buscamos en no pocas ocasiones.

Nuestra inteligencia anatómica busca sobrevivir de cualquier forma y a través de cualquier recurso. En el esquema fisiológico, el ahorro, con toda su dimensión parietal, visceral, hemodinámica, hormonal, neurológica es prioritaria y las soluciones adoptadas son económicas. Tratamos de conservar al máximo nuestros recursos. En mayor o menor grado sabemos cuándo vamos a ingerir alimentos o beber agua, pero el cuerpo lo desconoce. Incluso, quizá esta ingesta de nutrientes no sea suficiente ni eficaz pese a que tengamos los medios suficientes, o nuestro cuerpo nos demande algunos que no le damos en función de dietas, caprichos o malos hábitos alimenticios. El cuerpo actúa como un depósito de los nutrientes que van a permitir aportarle la energía suficiente para desenvolverse en su medio.

En ese aspecto es importante no convertir el acto de comer en algo automático, como sucede cuando, por ejemplo, vemos la televisión con una bolsa de pipas en la mano. Al no prestarle atención, no nos saciamos, introduciendo en nuestro cuerpo, a lo mejor, un exceso de carbohidratos simples.

Nos alimentamos por necesidad y por placer pero alimentarnos no implica nutrirnos. Es obvio que ningún alimento contiene todos los nutrientes, que una adecuada alimentación se basa en una combinación de todos los alimentos y que no todos los alimentos son nutritivos aunque nos alimenten. Eso significa que a no ser que seamos muy observadores con nuestra comida diaria, habitualmente no nos nutrimos de forma adecuada a causa del «cambalache» que es vivir, reduciendo este cuidado a nuestro tiempo libre en el mejor de los casos. Eso implica que gran parte de lo que comemos se convierte en nuestra reserva grasa, que es de la que nos alimentaremos si dejamos de comer, como se hidrata un camello en el desierto.

Aun así, el cuerpo humano es capaz de aguantar más de cuarenta días sin comer, aunque no mucho más de nueve sin beber, estableciéndose así un índice de prioridades en la toma de nutrientes y energía del exterior pues nuestros recursos internos se irán agotando lenta pero inexorablemente.

Recordemos que el cuerpo se encarga de que cumplamos sus necesidades: cuando necesita dormir, apenas podemos mantener los ojos abiertos; cuando necesita agua, nos hace tener la garganta seca. El hambre nos genera malhumor y hasta dolor.

Si la pérdida de líquidos no se compensa, disminuye la cantidad de sangre en nuestro cuerpo, y entonces pueden ocurrir dos cosas: que se detenga la sudoración, exponiéndose a un sobrecalentamiento del cuerpo, o que baje la tensión sanguínea por la falta de sangre. Esto ocurre mucho practicando un deporte o *fitness*.

Del mismo modo la falta de alimentación me irá deteriorando paulatinamente, pero la historia de la humanidad, plagada de guerras, prisioneros y hambrunas, demuestra que de alguna forma es posible sobrevivir a la carencia: el cuerpo es capaz de moderar su metabolismo para dosificar el consumo de energía y así aguantar más tiempo con lo que tiene en sus «bolsillos» internos.

Sin dormir absolutamente nada sólo podemos aguantar nueve días, viviendo los últimos en un estado alucinatorio donde realidad y sueño se confunden.

Y sin respirar, el tiempo máximo podría llegar a tres minutos y pasándolo muy mal porque el oxígeno es el combustible básico para la supervivencia inmediata de nuestro cuerpo. Tanto es así que, a diferencia de dormir, comer o beber, respirar no es un acto voluntario.

Nuestro cuerpo tiene el mando y se encarga de ello gracias a un continuo cambio de presión entre el interior y el exterior, según inhalamos o exhalamos. Se trata de un reflejo que nadie nos ha enseñado y si queremos retener la respiración voluntariamente antes de que la necesidad nos obligue a respirar de nuevo, perdemos el conocimiento. Sería más fácil subir a la pata coja el K7 que dejar de respirar.

El equilibrio designa la tendencia general de todo organismo al restablecimiento cada vez que este es alterado. Estos «desequilibrios internos», que pueden darse tanto en el plano fisiológico como en el psicológico, reciben el nombre de «necesidades».

Normalmente, ante alteraciones del ambiente, los animales respondemos evitando los cambios ambientales (buscando cuevas o emigrando, entrando en sopor o hibernando). También podemos cambiar paralelamente a las condiciones externas como un gato pequeño convierte una zapatilla vieja en cojín o conformamos ante lo que no podemos regular. Esto último sería una estrategia compensatoria que mantiene el ambiente interno relativamente constante ante un ataque externo como puede ser un aumento repentino de la temperatura interior o una diminución intensa de la exterior.

El confinamiento que hemos vivido ha resumido las tres actitudes anteriores ante el desequilibrio impuesto por la pandemia: nos hemos refugiado en nuestra cueva, evitado el contacto piel a piel, marcando distancia y añadiendo máscaras y guantes y regulado el mundo exterior a la hora de nuestras salidas. El equilibrio y el bienestar son absolutistas.

A nivel psíquico ante un riesgo, ya sea una pandemia, un cambio climático agresivo o una crisis humanitaria, aparecen en nosotros dos formas de afrontarlo: el del optimista adaptativo y el del pesimista defensivo.

El primero piensa que todo va a salir bien y si las cosas van mal, opina que a la larga nos encontraremos con posibles efectos secundarios positivos. Nuestra evaluación de los hechos no se basa en los datos ni es consecuencia de nuestras experiencias pasadas.

Depende en gran medida de nuestra predisposición, cómo creemos que son nuestras expectativas para el futuro, con independencia de las probabilidades de éxito de nuestros planes, y cómo interpretamos lo que hemos vivido en el pasado. El optimista adaptativo sobrestima su futuro profesional y cree que vivirá más años, mientras que subestima posibilidades de fracaso personal o pérdida de empleo. El optimista no tiende a defenderse, sino que habitualmente puede caer en un optimismo ilusorio.

El pesimismo defensivo busca protegerse de decepciones, al mantener expectativas bajas. Se concentra en evitar una dificultad que para quienes vibran en el optimismo no existe. Todo ello acarrea ansiedad y estrés pero está mejor preparado para el fracaso. Paradójicamente, este tipo de pesimismo puede ayudar a que la confianza aumente. Los pesimistas defensivos suelen ser más precavidos y procuran observar todo en la media de lo posible.

En el acercamiento a la verdad, madreselva de aromáticas, trepa con fuerza por el inconsciente comunitario y de este modo calificamos como positivo o negativo una aptitud que encierra defensa o adaptación cuando la naturaleza es diversidad y aceptación de la misma. La vida es respeto y conocimiento del «otro». Esto es el origen y causa de infinidad de conflictos personales dignos de diván de psicoanalista. Nunca nos aceptaremos si ello depende de la aceptación de los demás dado que toda verdad es «nuestra» verdad.

El cuerpo no deja de ser un reflejo de nuestra psique, refleja nuestra biografía, nuestra intimidad, volcanes, mareas, mordiscos en el corazón que nos han arrancado pedazos. Podemos zarpar del puerto de nuestro cuerpo pero navegamos hacia nuestro no cuerpo: la mente. Siempre habrá una tendencia hacia la estabilidad y el confort, hacia el principio de esfuerzo y el principio de abandono, referenciándose en el displacer o en el placer. La inclusión de la mente ordinaria, no domesticada, hace que el hombre sin la ética de la ecuanimidad, sea una bestia salvaje en mitad de las calles del mundo.

Obviamente se nos ha demostrado que no podemos crear una burbuja, un mundo paralelo, porque viviríamos una ficción, una tramoya. La reforma del pensamiento es un paso evolutivo hacia una sociedad evolucionada, lo que hemos confundido con el avance tecnológico.

Osvald Splenger ya lo dijo en una obra maravillosa *El hombre y la técnica*: «Hemos nacido en este tiempo y debemos recorrerlo hasta el final. No hay otro. Es nuestro deber permanecer sin esperanza de salvación en el puesto ya perdido, permanecer como aquel soldado romano cuyo esqueleto se ha encontrado delante de una puerta en Pompeya y que murió porque al estallar el Vesubio nadie se acordó de licenciarlo. Eso es grandeza, eso es tener raza. Ese honroso final es lo único que no se le puede quitar al ser humano».

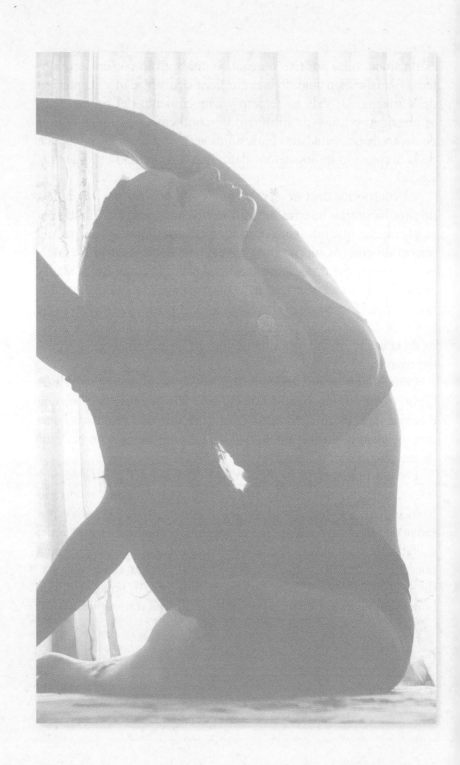

CAPÍTULO 2

Cinética respiratoria

Los arquitectos del yoga, hace treinta y cinco siglos, concibieron muchas técnicas que buscaban el bienestar físico, la paz mental y el crecimiento espiritual. Para ellos, cuando imperaba el reino de la conciencia, el yoga se convertía en *mukti* (liberación) y la vida ordinaria en *bhukti* (gozo), aunque este fuera solo un eco lejano del primero.

Para ello, el practicante de yoga debía conducir la luz de su conciencia hacia todos los fenómenos.

La simple observación de la naturaleza y del cuerpo humano en relación a la energía exterior llevó a los primeros yoguis a conclusiones muy certeras: los animales que respiraban «menos» eran más longevos en condiciones propicias. Un perro vive aproximadamente entre catorce y dieciséis años, y respira una media de treinta y dos veces por minuto, el doble que una persona. Las tortugas respiran tan solo tres veces y alcanzan ciento cincuenta años.

Con esto concluían que el ser humano era una maquinaria que procesaba energía. A esta energía le denominaron *prâna*. Este *prâna* se encontraba para ellos en las constelaciones, en el polvo estelar, el agua, la materia viva, el humus de los bosques. *Prâna* sostenía los planetas, provocaba la circulación de la sangre, creaba campos magnéticos y psíquicos. Nosotros interpretamos todo esto como calor o frío, dolor y placer, suspiro, bostezo, gemido.

Prâna, en cualquiera de sus formas, permite todas las funciones vitales del ser humano. Se encuentra en todo y lo alimenta e insufla de vida. El ser humano es un consumidor de energía a través del aire, de los alimentos, el agua, etc. y a su vez procesa y expulsa *prâna*.

Controlar la respiración principalmente era para el yogui controlar el *prâna* más elemental, lo que le equivalía a tener dominio sobre el cansancio, la ira, el orgasmo, la fatiga física y mental, nuestras funciones orgánicas.

Tipos de respiración

Respiración abdominal

Es la más común. Hay que concentrarse en el abdomen. Cuando se inspira se llena de aire la parte baja de los pulmones, desplazando el diafragma hacia abajo y provocando que el vientre salga hacia fuera. Se nota porque el abdomen se hincha. El suave descenso del diafragma ocasiona un masaje suave, constante y eficaz de toda la masa abdominal. Poco a poco la parte baja de los pulmones se llena de aire. La inspiración debe ser lenta, cómoda y silenciosa. Si no nos escuchamos respirar, la respiración tendrá la lentitud deseada. Si nos escuchamos significará que estamos inspirando demasiado deprisa.

Durante la espiración abdominal el diafragma sube. Se nota porque la zona del estómago desciende. Al espirar, los pulmones se vacían y ocupan un lugar muy restringido. Es importante vaciar al máximo los pulmones y expulsar suavemente la mayor cantidad posible de aire. Después de haber vaciado a fondo los pulmones, la respiración exige ponerse en marcha otra vez.

El vientre se relaja y comienza el proceso de nuevo. Durante el mismo es esencial inspirar y espirar por la nariz y mantener la musculatura abdominal relajada. Lo ideal es ejercitar la respiración diafragmática tumbado de espaldas, porque esta posición favorece la relajación de la musculatura abdominal. Tanto al inspirar como al espirar se debe vivir conscientemente la entrada y salida del aire y los movimientos que se suceden en el diafragma.

Se puede colocar una mano sobre el vientre, aproximadamente en el ombligo, y poder así seguir el movimiento abdominal. Si se hace el movimiento contrario es que la respiración abdominal es muy débil o inexistente.

Respiración torácica

El segundo tipo es la respiración costal o torácica.

Es la respiración deportista, la respiración de acción, de huida o lucha. Nuestra atención debe centrarse en la región del tórax y muy específicamente en las costillas. En la inspiración se llena la región media dilatando el tórax.

Los pulmones se hinchan y el pecho se levanta. Se observará al practicarla que existe una mayor resistencia a la entrada del aire, en claro contraste con lo que ocurría durante la respiración abdominal, que posibilita la penetración de un mayor volumen de aire con un esfuerzo menor.

A pesar de ello, entrará una cantidad apreciable de aire durante la respiración torácica. Al espirar, las costillas se juntan y el pecho se hunde.

Para comprobar el movimiento correcto, mantener el abdomen ligeramente contraído en la posición anterior, con la palma de la mano situada ahora sobre las costillas; de esta forma, mientras se respira, se puede sentir cómo se separan astas al inspirar y cómo se juntan al espirar.

Respiración clavicular

Finalmente, la respiración clavicular se efectúa llenando la parte superior de los pulmones. Solo la parte superior de los pulmones recibe un aporte de aire fresco. Esta respiración es muy superficial y se nota colocando la palma de la mano en la parte superior del pecho, justo debajo de la garganta, para poder sentir el ligero movimiento clavicular al respirar. De esta forma tomaremos conciencia de que penetra poco aire, a pesar de que el esfuerzo es mucho mayor que durante la respiración torácica.

Es muy nociva, crea neurosis e histeria. Es una respiración que surge ante una llamada a las tres de la mañana y la noticia no es buena. Solo se interrumpe a través de resetear el cuerpo (pérdida de conciencia) o con una bofetada, obligando al llanto.

Obliga a tratar de respirar muy rápido, al no pasar suficiente oxígeno al cuerpo.

Respiración completa

La respiración completa es la unificación de las respiraciones abdominal, costal y clavicular, integrando las tres. Cada uno de estos tres tipos insiste en el llenado de aire en una zona distinta de los pulmones por lo que la respiración completa, combinando los tres tipos, consigue llenar completamente los pulmones de aire; y, recíprocamente, vaciarlos de forma total.

En la práctica, cuando se aprende a combinar las tres respiraciones, se practica primero en posición tumbado boca arriba, colocando una mano encima del vientre y otra en el costado, debajo de la axila. Cuando se domina, se pasa a la práctica en posición sentado, sin ayuda de las manos. Con el tiempo, esta técnica se vuelve natural y se utiliza para casi cualquier tipo de respiración en la práctica del *prânâyâma*.

La respiración en el yoga

Prânâyâma era la ciencia de la respiración y esta se ajusta a tres fases:
— Inhalación.
— Retención.
— Exhalación.

El proceso de respiración yóguica es un proceso que se realiza, cuando es completo, bajo la premisa de tres tiempos repartidos en 1 x 3 x 2, es decir, si la inhalación es en 4 segundos, retenemos lo aspirado en 12 segundos y exhalamos el aire ya reciclado en el interior en 8 segundos.

La regulación de esta energía, y sobre todo su pausa, es la clave para *pratyahara*, la focalización según los términos del yoga, el primero de los pasos hacia la meditación. *Pratyahara* busca la disociación entre el exterior y el mundo interior del yogui. Esta desconexión de la inferencia de la mente o del ruido feriante del ambiente es necesaria para alcanzar la pacificación mental adecuada que permita al practicante sondear la verdad interior.

El mundo de los fenómenos solo aporta lujuria, avidez y salvajismo, golosinas envenenadas que se afanan en que el mundo *mâyâ*, el nombre que recibe el espejismo de la realidad, busque alargar la estancia del espíritu, la verdadera esencia del ser, en las apariencias.

Prâna como parte energética de la realidad física, es el soporte del vital del cuerpo pues tiñe de vida todo lo creado. Forma parte de la materia pero no es la materia. Forma parte de la vida pero no es la vida. Es la fuerza que permite que los seres vivan gracias a la absorción y metabolización de la energía vital manifestada en primera instancia a través del aire.

Para las situaciones excepcionales como las vividas recomiendo básicamente dos respiraciones aquietantes de la mente. Una de ellas es *bhramari* (respiración de la abeja) y *nadi sodhana* (respiración alterna). La primera es una respiración dirigida a aquietar la mente del «otro», en especial pre-púberes o bien como entrenamiento para interiorizar; y la segunda es una respiración dirigida a aquietar nuestra mente. Es algo así como contar hasta diez y después hablar en un caso de discusión.

Añadiría sin duda alguna respiración eufórica, tipo *kapalabhati* o *ujjay* con el objetivo ya no de calmar la mente sino de hacerla entrar en un estado de optimismo y euforia.

Bhramari

En los tiempos remotos *bhramari* se trataba de una técnica para ayudar a cerrar los órganos sensoriales (ojos, oídos, fosas nasales y boca) con los dedos de las manos y así convertir al practicante en una isla viviente.

Para ello utilizaba las puntas o las yemas de los dedos: los pulgares taponan los oídos, los índices y los dedos medios se apoyan suavemente sobre los párpados cerrados, los anulares cierran las fosas nasales presionando ligeramente justo donde finaliza el hueso de la nariz y, finalmente, los meñiques se apoyan en las comisuras de los labios cerrados.

Las uñas de los pulgares debían de mantenerse muy cortas para taponar los oídos con sus puntas. En su defecto, se presionaba con las yemas el trago (pequeña protuberancia cerca de los oídos) sobre los agujeros de los oídos.

Bhramari se efectúa aflojando la presión ejercida por los dedos anulares. A la par se vibra la garganta para producir el zumbido de una abeja hembra. Este sonido disminuye la presión sanguínea, ayuda a silenciar la mente, elimina la ansiedad e induce al estado meditativo, produciendo una gran sensación de relax a un niño lactante a punto de llorar o aquieta a niños más desarrollados.

Debemos recordar que el confinamiento ha provocado consecuencias que asomarán a largo y medio plazo.

No podemos olvidar que el confinamiento no perdonó a nadie, incluido a los más pequeños, que vivieron un estado de ansiedad debido al encierro. Esto se tradujo inmediatamente en ansiedad y depresión pues el estado natural del niño, que es comprender el mundo a través del juego con otros niños, se vio truncado, cuando no fue testigo de, a veces, un desmoronamiento del núcleo familiar.

Tres sectores infantiles han sido los más castigados. Muchos de estos niños además están en riesgo de exclusión social y se han visto más excluidos aún.

Otro sector eran las víctimas de violencia doméstica, bien como víctimas o bien como testigos, muy presente en nuestro país y para los que, ante la ausencia de colegio, el confinamiento ha supuesto una verdadera tortura al carecer de un refugio que, durante unas horas, les aliviara.

Tampoco podemos olvidar a los jóvenes de movilidad reducida necesitados de terapias especiales a los que se les ha interrumpido su tratamiento de atención temprana o sus centros de día, suponiendo un retroceso importante en su evolución y una sobrecarga inasumible para muchas familias, lo que a todas luces evidente aumentaba la tensión diaria.

Por otra parte, el niño ha estado viviendo continuamente escuchando la palabra muerte y ha sido considerado un factor de riesgo al asumirse que podía pertenecer al grupo de asintomáticos, capaces de transmitir el virus sin dar muestras de contagio, por lo que muchos familiares reducían el contacto al sentirse vulnerables al pertenecer a un grupo de riesgo, percibiéndose a sí mismos como peligrosos para sus seres más queridos.

La hiperventilación del niño es uno de los síntomas más evidentes de que el niño se encuentra buceando en la piscina de la ansiedad. No basta con el poder de la palabra ni de la caricia, sino acciones directas.

Estamos hablando de una población de casi siete millones de personas menores de quince años en nuestro país, que de hecho son la generación que gobernará el futuro política y económicamente, en treinta años.

Estudiar y jugar en casa les ha marcado su evolución abiertamente.

El zumbido incesante de *bhramari* puede silenciar el interminable ruido mental que alimenta el sufrimiento emocional, al menos durante unos minutos, siendo un buen punto de partida para las expresiones más ruidosas de los niños.

El zumbido es de un volumen moderado sin forzarlo. Hay que mantener los músculos faciales y la mandíbula relajados, con los labios apenas abiertos y las mandíbulas ligeramente separadas. Se prolonga el zumbido en la exhalación mientras sea cómodo y permita inhalar suavemente, sin jadeo.

La tradición del yoga nos enseña que los sonidos bien elegidos en su frecuencia tienen efectos internos sedantes o excitantes.

Las ondas de sonido de *bhramari* ayudan de manera directa para conseguir un sistema nervioso más equilibrado, una mente más tranquila y una conciencia más abierta. Influye en quien lo percibe y en quien lo emite.

Antes de estudiar *nadi sodhana* y debido a que en esta respiración interviene el proceso de retención, debemos de entrenarnos en aprender a retener para volver a este ejercicio algo cómodo.

Nuestro cuerpo, como hemos señalado, está diseñado específicamente para sobrevivir. La fisiología de la retención en la respiración implica cambios cardíacos, circulatorios y respiratorios.

Después de unos segundos reteniendo el aliento, el centro respiratorio registra un cambio de composición en la sangre: sube la tasa de CO_2 y desciende la de oxígeno.

Este cambio estimula el trabajo vegetativo del bazo que se contrae y lanza al circuito sanguíneo mayor cantidad de glóbulos rojos, a la vez que aumenta la temperatura del cuerpo y se relaja el sistema nervioso. Es decir, comienza adaptarse lo mejor que puede a la carencia.

Pero cuando la presión de CO_2 excede, el estímulo respiratorio es tan fuerte que no puede mantenerse más tiempo la retención. Esto lo consideramos el punto límite en el cual se reinicia, sí o sí, el movimiento respiratorio. Debido a la acumulación de CO_2, nuestro deshecho respiratorio, la capacidad para retener la respiración, es limitada.

Otro de los cambios más importantes es la descomposición parcial del azúcar de la sangre para obtener directamente oxígeno que compense la interrupción del aporte exterior. Realmente, la finalidad de la respiración tiene lugar en cada célula. Lo que nos dice que todas las partes de nuestro cuerpo están implicadas en continuar nuestra vida.

Cada célula es consciente por sí misma y dotada de un psique, emociones, memoria genética y campos isomórficos. La conciencia no es una propiedad exclusiva del complejo mente sino que pertenece a todo el cuerpo. Lo que pasa es que la longevidad de la mayoría de las células no pasa de 24 horas.

Pero no solo la retención del aire provoca alertas. También lo hace respirar aceleradamente. Los seres humanos respiramos entre doce y veinte veces por minuto. Si se respiraran cien respiraciones por minuto con nuestro diseño anatómico, se producirían diversos cambios fisiológicos y psicológicos importantes.

El primer cambio que sucedería es la caída de la presión del CO_2 en el cuerpo (efecto denominado hipocapnia). Esto significa que disminuye la cantidad de anhídrido carbónico respecto de otros gases necesarios para el cuerpo, en especial nuestro apreciado oxígeno. Pasados diez minutos de respiración agitada, aparece un periodo de respiraciones muy superficiales.

Durante esta apnea la presión del oxígeno cae a valores muy bajos (hipoxia) y sube la cantidad de CO_2 que hay en el cuerpo (hipercapnia). Al eliminar tanto CO_2 durante la respiración rápida —y teniendo en cuenta que el CO_2 es ácido— aumenta el pH de la sangre y produce la alcalosis respiratoria que, a su vez, provoca una caída del calcio en el plasma sanguíneo, lo que hace que sea más difícil la entrada de oxígeno en las células, especialmente en las cerebrales.

De ahí se desembocan sensaciones físicas del tipo de opresión torácica, espasmos musculares o la dificultad de coordinación.

Después de esta ráfaga de respiración rápida ante una crisis nerviosa, por ejemplo, o un ataque de histeria, sigue un periodo de pérdida de control voluntario de la respiración. Los centros vegetativos retoman esta función y nos inducen a un nuevo estado de apnea durante el que aumenta el nivel de CO_2 en la sangre pues el objetivo del cuerpo siempre es el equilibrio.

Existen dos tipos de retención en el yoga: *antara* (a pulmón lleno) y *bhaya* (a pulmón vacío).

La práctica de *antara* se realiza a través de las siguientes pautas:

— Efectuar varias respiraciones completas y profundas igualando los tiempos de inspiración y espiración, sin llegar al cansancio. La respiración debe ser fluida y relajada.

— Después de 4 o 5 respiraciones, inspirar y suspender el movimiento respiratorio con los pulmones completamente llenos.

— Mantener la suspensión aproximadamente la mitad del tiempo invertido en inspirar y reanudar el movimiento respiratorio, espirando despacio y profundamente.

— Repetir de la misma forma 4 o 5 respiraciones más.
Si la respiración sigue siendo cómoda, se puede alargar el tiempo de la suspensión hasta que se igualen las tres fases respiratorias. Si al término de la espiración se notan sofocos o una necesidad acuciante de inspirar, hay que detenerse y respirar normalmente dos o tres veces antes de reanudar el ejercicio.

La práctica de *bhaya* es la segunda en aprender y se realiza bajo las premisas que expongo a continuación:

— Efectuar varias respiraciones completas y profundas igualando los tiempos de inspiración y espiración, sin llegar al cansancio. La respiración debe ser fluida y relajada.

— Después de 4 o 5 respiraciones, espirar completamente y suspender el movimiento respiratorio con los pulmones vacíos.

— Mantener la suspensión aproximadamente la cuarta parte del tiempo invertido en espirar y reanudar el movimiento respiratorio, inspirando despacio y profundamente.

— Repetir de la misma forma 4 o 5 respiraciones más.
Si la respiración sigue siendo cómoda, se puede alargar el tiempo de la suspensión hasta la mitad del tiempo invertido en espirar. Si al término de la suspensión se notan sofocos o una necesidad acuciante de inspirar, hay que detenerse y respirar normalmente dos o tres veces antes de reanudar el ejercicio.

Con los pulmones llenos se podrá retener el aire siempre que no se vea forzada la espiración y posterior inspiración. La espiración debe durar como mínimo el mismo tiempo que la inspiración y, dependiendo de la técnica usada, hasta el doble o más del tiempo de inspiración. Si no se puede mantener este ritmo, es signo claro de haber sobrepasado el tiempo de retención.

La duración de la retención no debe forzarse más allá del punto límite. Muy poco a poco, y con el adecuado entrenamiento, el punto límite puede alargarse, aunque solo hasta cierto punto. En cualquier caso (sin excepción alguna), nunca hay que sobrepasar el punto límite.

Con los pulmones vacíos se retiene la respiración menos tiempo que con los pulmones llenos (generalmente, la mitad o la cuarta parte), y también debe permitir mantener el ritmo respiratorio con comodidad. Una persona normal puede retener la respiración con los pulmones llenos entre 25 y 75 segundos. La máxima duración, de 3 o 4 minutos, la alcanzan los expertos en inmersiones.

Si vamos a retener de 3 a 20 segundos, la columna debe estar lo más rectilínea y vertical posible, mientras que el bajo vientre debe inclinarse ligeramente hacia delante. Permite una mejor utilización del aire inspirado: aumenta la absorción de oxígeno y también la expulsión de CO_2.

Si se pretende sobrepasar los 20 segundos hay que estar en ayunas. Esta retención se prolonga hasta el Punto Límite en que los mecanismos reflejos se sobreponen a la voluntad y ponen en marcha la espiración. La tasa de CO_2 aumenta apreciablemente en la sangre, al mismo tiempo que disminuye la de oxígeno. Por eso, debe practicarse preferiblemente sentado con las piernas cruzadas y en el suelo para frenar la circulación de la sangre en las piernas en beneficio del cerebro y del corazón.

Para perfeccionar la retención es muy recomendable entrenarse en uno de los cierres energéticos del yoga, una *bhanda* (llave) conocida como *jalandhara*.

Jalandhara bandha es la contracción de la garganta. *Jalandhara* significa «red», hace referencia a la contracción y leve presión producida en la red de arterias y nervios ubicados en la parte frontal del cuello.

Es la contracción frontal del cuello, elevando el pecho y descendiendo el mentón hasta presionar levemente. Su técnica es relativamente sencilla de aprender:

— Inspirar despacio mientras se estira la espalda y se meten los omóplatos un poco hacia adentro.

— Cuando los pulmones estén llenos, tragar saliva e inclinar la cabeza hacia adelante y hacia abajo para presionar con la barbilla en el pecho, justo encima de la horquilla clavicular.

— La nuca debe permanecer estirada y relajada, los hombros bajos y la espalda recta.

— En la posición final, el cuello debe estar recto, manteniendo en un mismo plano la nariz, la barbilla y el ombligo.

— Justo antes de espirar enderezar completamente el cuello y ponerlo recto.

— Espirar despacio.

En algunos casos, dependiendo del *prânâyâma* que se esté practicando, *jalandhara* se mantiene durante la espiración y la inspiración. En estos casos, se afloja un poco la contracción antes de espirar o inspirar.

El cierre de las vías respiratorias provocado por *jalandhara* durante la retención con los pulmones llenos hace que el aumento de presión en el tórax no se traslade más allá de la glotis, especialmente a las trompas de Eustaquio. Al comprimir la garganta, se actúa presionando los nervios que parten de los senos carotídeos (uno a cada lado del cuello). Esta presión produce, por vía refleja, un descenso de la presión arterial y una disminución de los latidos del corazón.

Dado que la retención prolongada con los pulmones llenos conlleva un aumento de los latidos y de la tensión arterial, *jalandhara* compensa estos efectos y constituye una técnica preventiva ante cualquier efecto negativo de las retenciones. El estiramiento de la nuca ejerce una tracción sobre la médula espinal, que estimula todos los centros nerviosos raquídeos.

La práctica de *jalandhara bandha* está contraindicada si se padece de hipertiroidismo.

Una vez controlada sin angustia la retención se puede proceder a la práctica de *nadi sodhana*.

Nadi sodhana

Es la respiración alterna que no influye en el otro sino en uno mismo, dado que es silenciosa y se efectúa alternando los flujos de inhalación y exhalación entre las dos fosas nasales con ayuda de los dedos de la mano, que actúan censurando el paso del aire al taponar la fosa.

Se realiza clausurando primero la fosa nasal derecha y efectuando una inhalación completa a través de la fosa nasal izquierda.

Se detiene la respiración con los pulmones llenos de aire y las dos fosas nasales taponadas durante el triple de tiempo de la inhalación. Es decir, si inhalamos en cuatro segundos, se retiene en doce.

Se tapa la fosa nasal derecha, se libera la izquierda y se exhala lenta y profundamente todo el aire de los pulmones por la fosa liberada.

Ahora se inhala por la izquierda y se efectúa una inhalación completa de la misma duración que la primera para repetir el ciclo de retención, taponamiento y exhalación por la opuesta, es decir, la fosa nasal derecha.

Se empieza de nuevo y se repite todo el proceso anterior varias veces más (el mismo número de veces por cada fosa nasal).

Algunos de los muchos beneficios de *nadi shodhana* son:
— El incremento de la vitalidad manifestada en forma de experimentar ligereza en el cuerpo.
— La oxigenación total corporal.
— La limpieza de los pasajes energéticos y balanceo de canales.
— Ayuda a soltar tensión y fatiga.
— Carece de contraindicaciones, es universal.

Es una respiración antidepresiva básicamente a nivel mental dado que reajusta el cuerpo a nivel hormonal al disminuir la segregación de estrés.

Respiración *ujjay*

Se traduce como respiración del «océano, victoriosa o frenada en la garganta». (*Ud*: elevado y *Jaya*: victoria, saludo, lo que se expresa en voz alta).

Su principal característica es que no se trata de una respiración silenciosa, sino todo lo contrario ya que para su ejecución hay que contraer los músculos de la parte posterior de la glotis (en la base del cuello, junto a la raíz de la clavícula). De esta forma, el aire que entra por las fosas nasales sin ruido alguno, al alcanzar la laringe y antes de continuar su trayecto hacia los pulmones, produce un sonido uniforme, regular y continuo.

Esta vibración no se produce en la nariz (como olfatear) ni tampoco en las cuerdas vocales o por el roce del aire contra el velo del paladar (como roncar): es la contracción de las cuerdas vocales lo que provoca que el aire vibre (al inhalar) delante de la glotis y detrás de ella (al exhalar).

Se realiza permitiendo la caída del mentón hacia el pecho, lo que provoca el cierre de la glotis inmediatamente.

No se trata de una respiración que provoque optimismo, sino más bien es vigorizante. La contracción de los músculos de la glotis produce una suave presión sobre los senos carotídeos, lo que provoca la ralentización del ritmo cardíaco y el descenso de la presión sanguínea.

Para elevar el nivel de alegría recomiendo sin duda *kapalabhati*, «la respiración del cráneo brillante».

Su ejecución consiste en una serie de bruscas exhalaciones activas, por medio de la contracción de los músculos abdominales, intercaladas por inhalaciones pasivas debidas al movimiento natural de expansión del abdomen por medio de la relajación del mismo.

El aire en la inhalación entra naturalmente y sin ningún esfuerzo voluntario, mientras que en la exhalación es a la inversa. El ejercicio se repite unas 30 veces en 3 series de 10. Debe ser dinámico y continuo en un promedio de una exhalación-inhalación por segundo.

Esta respiración acelera el intercambio gaseoso de oxígeno y CO_2 en los pulmones, elevando el nivel de oxígeno (O_2) Esto produce una purificación general del organismo, puesto que libera más rápidamente las toxinas transportadas por la sangre venosa y estimula todo el aparato celular.

Debido a su estimulación sobre el metabolismo en general, eleva el calor del cuerpo. Grandes cantidades de oxígeno llegan al cerebro produciendo una gran sensación de euforia.

Sin embargo, tiene muchas contraindicaciones. No se recomienda en casos de presión sanguínea alta, glaucoma, desprendimiento de retina, otitis aguda o crónica, infecciones en el abdomen, menstruación, embarazo… interrumpe también la digestión y está muy contraindicada en caso de afecciones pulmonares.

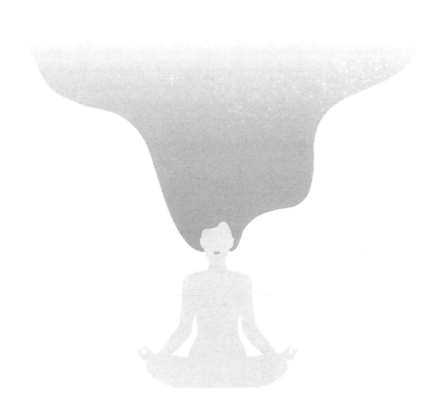

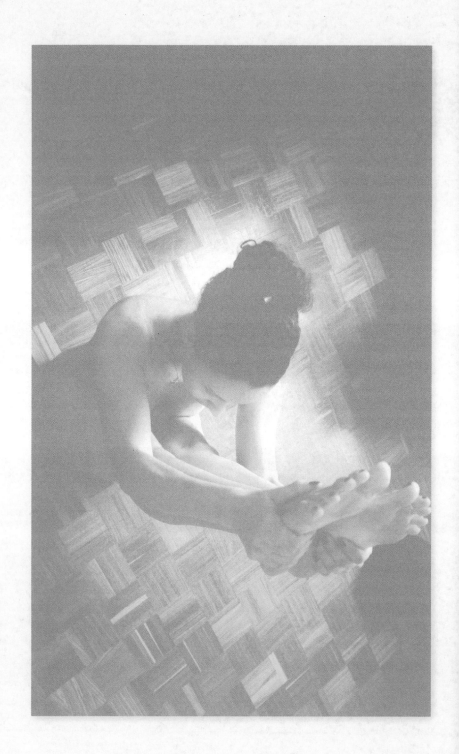

CAPÍTULO 3

Readaptación física

El movimiento del cuerpo humano

El ser humano tiene un equilibrio intrínseco basado en las curvas cóncavas y convexas de su columna vertebral. Esta es la que permite que nuestra marcha sea bípeda o que, simplemente, nuestro cuerpo no se desplome estando de pie.

Este equilibrio es en sí mismo una fuente de energía de la que se realimenta pues tiene que adaptarse a nuevas posiciones en su lucha continua contra la gravedad. Esto supone que se liberan los músculos superfluos para derivar el esfuerzo en aquellos que participan en la acción, sea esta la que fuere: andar, reptar, saltar, coger una bolsa en el supermercado…

Al entender esto entendemos, a la vez que en el yoga, la *asana* como un proceso, no como un resultado final.

Pero primero debemos definir los términos de posición y dirección, es decir, la relación de un órgano o cualquier otra estructura del cuerpo con otra cuando nos encontramos en una posición, la que sea. Para evitar confusión, estos términos se refieren a la posición anatómica estándar del ser humano: el cuerpo erguido verticalmente, los hombros en extensión aumentando la V de las clavículas, las palmas de las manos hacia el frente… Como seres tridimensionales que somos esta posición estándar nos divide en líneas imaginarias del mismo modo que dividimos en paralelos y meridianos al globo terráqueo. En nuestro caso trazamos tres líneas divisorias que crean planos espaciales: una vertical que nos atraviesa por la línea media de nuestro cuerpo dividiéndonos en derecha e izquierda y que llamamos sagital; otra vertical que separa a nuestro cuerpo en abdomen y tórax (ventral) frente al plano que conforma la espalda (dorsal); y una tercera horizontal llamada transversal que nos divide en tren superior y tren inferior.

Veamos entonces la relación entre los distintos planos generales ejes de movimiento que pueden combinarse. Así pues, las posturas en el yoga se dividen en vectores, que son aptitudes con respecto a los otros planos espaciales de los que parte el movimiento original, combina o se mantienen neutros. Estos ejercicios que son los que empleamos para lavarnos los dientes, sentarnos en una silla o lanzar un disco al aire son de cinco tipos:

— Flexión anterior (flexión de columna y cadera, hacia el frente).
— Flexión posterior u extensión (flexión posterior de columna, hacia detrás).
— Lateroflexión (alejar la cadera del hombro del mismo lado mientras del lado opuesto se contrae el costado, acercando la cadera al hombro, dejando el tronco horizontal al suelo).
— Rotaciones (giro en ángulo de la columna al interior o al exterior).

La combinación entre ellas da, por lo tanto, la *asana* y su juego en relación con las áreas corporales ejecutoras, ya sean primarias

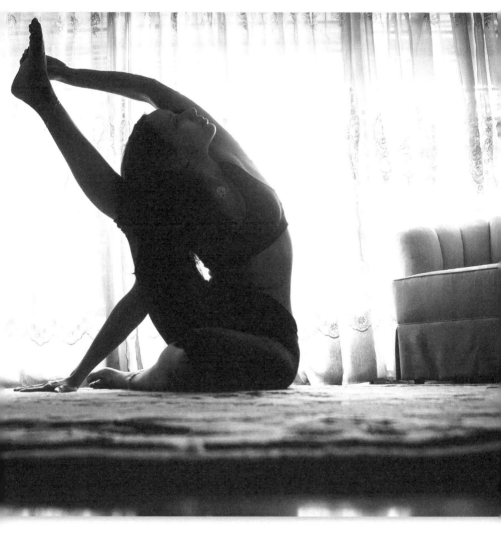

Figura 1. *Parivrtta surya yantra*. Lateroflexión asimétrica en torsión exterior

y secundarias en su realización. Por ejemplo, una *asana* puede ser una flexión en rotación exterior o una flexión invertida, y complicándolo más, una flexión invertida en equilibrio de dos miembros.

Las flexiones son nuestros movimientos naturales más comunes en parte porque es nuestra curva primaria. En el útero el feto mantiene esta curva y solo acercándose al momento del alumbramiento, la columna dejará aparecer una nueva curva contrapuesta a esta, para facilitar el paso de la cabeza.

También los primeros seres que salieron de los pantanos y marismas para emprender la vida en tierra firme tenían esta única curva.

Nuestra vida cotidiana gira en torno al abatimiento de hombros y a la flexión hacia el frente: conducir, estudiar, lavar los platos sucios, chatear por el celular o simplemente sentarnos a comer conduce a esta deformación de la columna dado que requiere un sobreesfuerzo que no estamos dispuestos a pagar el mantener la columna recta.

Las extensiones de espalda implican dar prioridad a la curva lordótica o cóncava (lumbar y cervical), obligando a la cifosis (la espalda media) a imitarla, creando por lo tanto tensiones.

La parte de la columna más baja, el sacro, también es cifótica pero no se puede manipular del mismo modo al ser un conjunto de vértebras fusionadas entre sí y formando un mismo cuerpo, aunque sí permitirle balancearse en una y otra dirección.

El objetivo es trabajar el área dorsal (la curva convexa) no la curva natural lumbar, dado que esta ya se encuentra curvada cóncavamente de forma natural.

Entendemos por convexo cuando es más prominente la curva en el centro que en los bordes. Se asemeja al exterior de una circunferencia o una superficie esférica, es decir, que tiene su parte sobresaliente dirigida a quien mira.

Cóncavo sería lo opuesto, es decir, se asemejaría al interior. Recordemos que el plano de observación es siempre la cara.

Yogasanas

Vamos a estudiar al amplio mundo de las posiciones de yoga (*asanas*) en distintos bloques según como se relacionan con el espacio y el eje de movimiento que intervenga.

Para empezar, es importante señalar que toda sesión de yoga debe tener todos los ejes de movimiento en alguna ocasión de la práctica y que es importante que las *asanas* más vigorosas y de equilibrio se realicen las primeras, dado que el músculo se encuentra más frío y menos predispuesto al estiramiento.

El primer gran bloque a estudiar serán las posturas de pie (erguidas) empezando por aquellas que son bípedas y no en equilibrio. Las *asanas* que se ejecutan de pie hacen referencia a la estabilidad y solidez.

Esto no implica que no pongamos en juego a ambos conceptos, pues el equilibrio va a ser básico aun cuando realicemos las *asanas* con ambas extremidades y no de forma zancuda.

Estabilidad y solidez fue lo primero que la pandemia nos arrebató. Trabajar físicamente ambas es trabajar mentalmente ambas, recuperarlas.

En las artes marciales, la distancia de las piernas suele ser amplia, con el objetivo de aumentar el radio de acción y evitar ser derribado en un empuje. Pero la lucha del yogui no es física, sino mental, por lo que la distancia de los pies también será amplia, pero lineal, provocando que el más mínimo empuje que nos hiciera un niño pudiera desequilibrarnos.

Por otro lado, nada tan difícil como permanecer de pie, donde las cargas familiares, quehaceres diarios y el mismo rumbo de la vida se transforman en hombros abatidos, demarcaciones lordóticas, apertura viciada de los pies, etc. A eso añádele una crisis fuerte a nivel global de resultados impredecibles. Mantenerse firme se convirtió durante el confinamiento en un reto.

Por eso la realización del ejercicio ha de ser vigorosa y con plena consciencia, comenzando de forma suave, pero aumentando la intensidad para preparar a nuestro cuerpo para el adiestramiento en las *asanas* y, sobre todo, en su carácter inamovible.

Por otra parte, hemos de demostrar nuestra ecuanimidad y mantenernos alejados de convertir la tonificación en una tabla gimnástica. Así pues, debemos evitar agotarnos en esta primera parte que bien pudiera durar un mínimo de quince minutos.

El cuerpo humano nunca trabaja aislado. Las cadenas musculares se resisten, complementan y equilibran la una a la otra. Hemos nacido para el movimiento. De ahí que diferenciaremos el trabajo agonista, antagonista, recurrente y estabilizador, junto a las estructuras primarias y secundarias, tanto en dinámica como en estática.

La base de ambos trabajos es fundamental para la práctica física del yoga. La cintura pélvica integra la parte baja del cuerpo a través de la pelvis y la cadera. El músculo del alma, el psoas, se encarga de conectar las piernas a la columna.

La cintura escapular integra la parte superior del cuerpo a través de la caja torácica y los hombros. Ambas se unifican a través de la columna vertebral y la cadera.

Para comprender la práctica de yoga nuestro cuerpo se basa en su forma de relación más simple: dolor-placer. La sensibilidad a este es lo que va a marcar límites imprescindibles, así como la capacidad de ignorar el dolor bueno para conseguir que la postura, aún la más contorsionada, sea cómoda.

Estamos despertando nuestras energías aletargadas, no quemando estas energías. El cuerpo obedece a la ley de la economía. En el esquema fisiológico, el ahorro, con toda su dimensión parietal, visceral, hemodinámica, hormonal, neurológica, es prioritario y las soluciones adoptadas son económicas.

Tratamos de conservar al máximo nuestros recursos. En mayor o menor grado sabemos cuándo vamos a ingerir alimentos o beber agua, pero el cuerpo lo desconoce. Incluso, quizá esta ingesta de nutrientes no sea suficiente ni eficaz pese a que tengamos los medios suficientes, o nuestro cuerpo nos demande algunos que no le damos en función de dietas, caprichos o malos hábitos alimenticios. El cuerpo actúa como un depósito de los nutrientes que van a permitir aportarle la energía suficiente para desenvolverse en su medio.

La estructura corporal humana ha adquirido filogenéticamente propiedades para llevar a cabo el menor desgaste de su estructura y el mayor ahorro de sus energías en el movimiento cinético.

A menor desgaste, menor envejecimiento y, por lo tanto, mayor longevidad. Esto no indica pasividad, pues conduce al anquilosamiento y muerte de las partes no móviles. Es la batuta de nuestra respuesta tonal al medio y de una correcta respiración, movimiento automático que nos acompañará hasta el día de nuestra muerte.

Por otro lado, el tono da forma, consistencia y resistencia al músculo. Disponemos además de sistemas de termorregulación, que se ocupan de la pérdida o ganancia de calor, transfiriendo este a las zonas que lo necesitan. La temperatura normal del cuerpo de una persona varía dependiendo de su sexo, su actividad reciente, el consumo de alimentos y líquidos, la hora del día y, en las mujeres, de la fase del ciclo menstrual en la que se encuentren. La temperatura corporal normal viene a ser de 36,7 °C.

Nuestros mecanismos básicos son:

— Sudoración: Cuando el cuerpo se calienta de manera excesiva podemos perder hasta 1,5 litros de sudor por hora.
— Evaporación: A temperatura ambiental confortable, el cuerpo pierde 840 ml/día.
— Vasodilatación: Cuando la temperatura corporal aumenta, los vasos periféricos se dilatan y la sangre fluye en mayor cantidad cerca de la piel para enfriarse. Por eso, después de un ejercicio la piel se enrojece, ya que está más irrigada.
— Vasoconstricción: Es el empalidecimiento por frío al disminuir el diámetro de los vasos sanguíneos cutáneos.
— Piloerección: Cierre de los poros, creando una capa densa de aire pegada al cuerpo, evitando perder calor por convección y la contracción de los músculos erectores, ubicados en la base de los folículos pilosos, lo que ocasiona que se levanten.
— Termogénesis química: Aumento de la producción de endorfinas, tiroxina y adrenalina.
— Espasmos musculares: Tiritones.

Virabhadrasana (el guerrero)

Es una *asana* clásica para comenzar una sesión, pues su carácter estricto es ideal para despertar la columna e inyectar una buena dosis de estimulantes al practicante, preparándole para la acción.

Para ejecutarla giramos el pie y pierna derecha en 90º y la izquierda a 45º. El talón derecho forma una línea imaginaria con el

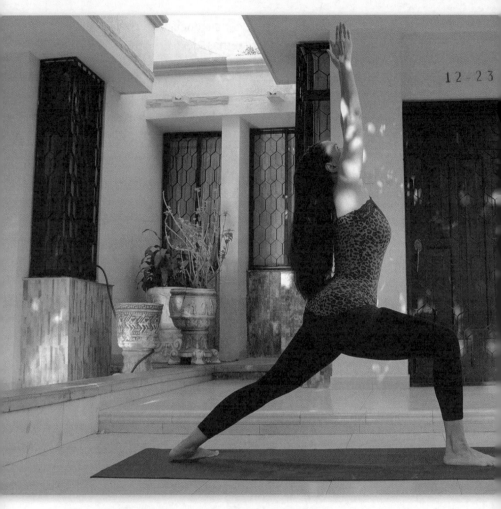

Figura 2. *Virabhadrasana I*. Extensión asimétrica bípeda erguida

puente izquierdo para pivotar sobre los dedos del pie y permitir que las caderas se sitúen en el mismo plano que los hombros.

Levantamos las manos por encima de la cabeza, fuertes y poderosas, como esperando recibir una espada del cielo o como si sostuviéramos a la bóveda celeste con las puntas de los dedos de la mano. Los codos se encuentran paralelos a las orejas.

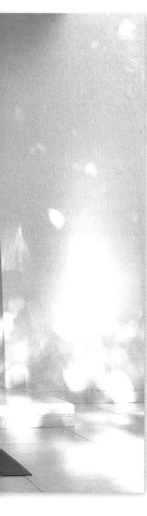

Trasladamos el peso a la pierna izquierda, flexionada, dejando o bien el muslo paralelo al suelo, convirtiendo la postra en algo bajo (debes de descender mucho: el suelo pélvico queda cerca de la tierra y el muslo a 90 cm) o bien más clásicamente perpendicular ligeramente a este, lo que protege más la lumbar. Esta se convierte en tu miembro fijador, mientras que la pierna opuesta, estirada, potencialmente recoge el movimiento, pudiendo proyectarse hacia adelante desde la rodilla. Ha de permanecer en la misma línea que la cadera.

El coxis desciende para abrir la región pelviana y la parte anterior del muslo. Crea espacio entre tus lumbares.

En la posición clásica tienes la opción de flexionarte hacia atrás, siempre desde el pecho, para aumentar la intensidad del ejercicio mediante la curvatura de la columna, siempre y cuando esta curva sea desde la dorsal y no desde la lumbar. El esternón se dirige hacia el sinoide vascular, el huequito del cuello entre las clavículas que el conde Almasy, el protagonista de *El paciente inglés*, bautizó como el Bósforo de Almasy.

Los brazos están verticales creando una línea recta entre las articulaciones o bien se abren hacia atrás aumentando mucho la capacidad torácica.

La mirada implica determinación feroz. Vas a convertirte en un guerrero, a sacar el guerrero de tu interior. Es un acto de empoderamiento. Debes recordar permanentemente que si te arrojan a los lobos volvemos siendo el jefe de la manada.

Pero el avance no ha de ser solo frontal, sino que debe estar en la misma línea de la cadera, apuntando directamente al frente como lo haría un arquero frente a una diana.

La abducción de los omóplatos debe ser perfecta: las orejas caerán detrás de los bíceps estando los brazos en línea con la cadera.

El pie de la pierna gravitatoria, la que colabora asentando el mantenimiento de nuestra postura, deberá ser firme, al punto de poder levantar los dedos del pie en lugar de extenderlos. El conjunto tibio-metatarsiano (el hueso de la pierna y los huesos largos de los pies que nacen en unas cuñas articulares) no sufre balanceo ni descompensación. Es una pisada firme.

La rodilla de la pierna extendida, sin embargo, cederá ligeramente, buscando el suelo y por ello no están en línea las caderas aunque aumente el arco de la espalda. El riesgo es una sobrecarga en un área que no necesita mayor curva porque ya la posee: las lumbares, las vértebras más macizas, más anchas de lado a lado y más voluminosas, pero con unos discos intervertebrales muy gruesos, lo que les permite añadir un plus en su movilidad.

Su grosor se debe a que son las encargadas de recibir todo el peso. Pero sufren mucho por la compresión del simple andar.

Si quieres exagera aún más el arco de la espalda con la rotación excéntrica (hacia el exterior) de las articulaciones de los brazos y de los hombros.

El cuello se debe extender siguiendo la línea de la columna de la espalda que ha conseguido anular en gran parte la influencia cifótica de la dorsal. El corazón se expone. Las rodillas y la altura del muslo con su ángulo es lo primero que debemos corregir, pues no construimos una casa desde el tejado. Observa la cantidad de vectores de movimiento que implican al tren inferior.

Las caderas se dirigen al frente y la columna se mantiene ajena, no se implica flexionándose, que es su primera intención. El talón señala al cielo y los dedos proyectan a la pierna hacia su origen, la cadera, a la par que esta traslada fuerza a la pierna para que se asiente firmemente en la tierra y no permanezca tan liviana. La rodilla de la pierna izquierda, pues, empuja al frente.

Una forma muy eficaz de aprenderla es en su versión de media altura, es decir, el guerrero con una rodilla en el suelo.

Otorga una gran libertad de movimientos al asistente, pudiendo estabilizar la planta del pie, avanzado con una mano mientras con la opuesta se dedica a empujar la cadera y con la pierna a establecer la frontera del muslo de la pierna móvil, evitando su proyección al frente y su pérdida de ángulo.

Los brazos no son el «arte» del guerrero ni un adorno, pero sí es un aparte secundario con respecto a lo visto anteriormente. Van a enriquecer la postura o trabajar tal o cual articulación de forma extra, pero no van a influir tanto en la ejecución a no ser que, por ejemplo, les pongamos en juego como es cruzando los brazos en *garuda mudra* (el gesto del águila), reestableciendo la forma cóncava esa gran área cifótica de la espalda que es la región dorsal. Para evitar la exageración debemos dejar caer la cabeza entre los omóplatos y concentrarnos en lo que no podemos ver: la parte posterior de tu cuerpo, tu espalda, porque los hombros se van a buscar debido al enredamiento de los brazos.

Lo primero es saber cómo enredar los brazos sin provocar este abatimiento de los hombros. Los brazos han de estar paralelos al suelo, y abrimos las escápulas ampliamente en la parte posterior del torso. Cruzamos los brazos delante del torso para que el brazo derecho esté por encima del izquierdo, luego doblamos los codos. Apretamos el codo derecho en el hueco del izquierdo, y elevamos los antebrazos perpendiculares al suelo. El dorso de las manos debe estar uno frente al otro.

Después empujamos con la mano derecha hacia la derecha y la mano izquierda a la izquierda, de manera que las palmas se enfrentan ahora la una a la otra. El pulgar de la mano derecha debe pasar por delante del dedo meñique de la mano izquierda. Ahora presionamos las palmas de las manos, levantamos los codos, y estiramos los dedos hacia el techo.

Recuerda que es una de las hazañas que va a estimular el sistema nervioso simpático, lo que va a facilitar la eliminación de sales y metales de tu cuerpo, en contraposición a la avalancha de *asana* que van a permanecer dentro de la influencia del parasimpático.

Si queremos extender la espalda, debemos empujar los codos hasta que los pulgares llegan a nuestro entrecejo sin abandonar el *mudra*.

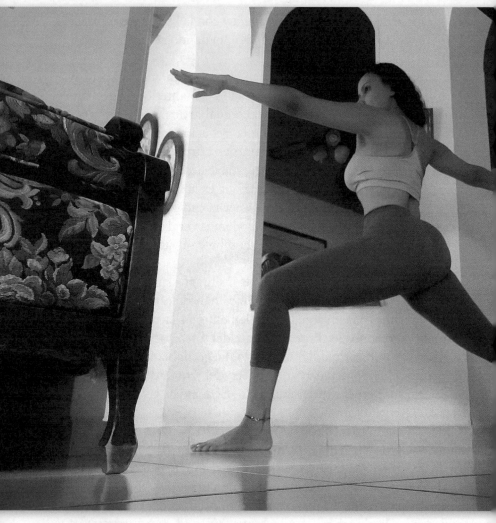

Figura 3. *Virabhadrasana II*. Postura asimétrica bípeda

Esta es justo la acción opuesta a dejar los brazos en candelabro, en la cual, purificamos los pulmones gracias a la apertura intensa que provocan los brazos. Primero inhalamos ascendiendo los brazos cerrados en puños hacia los hombros, al frente nuestro y flexionados los codos hacia el cuerpo.

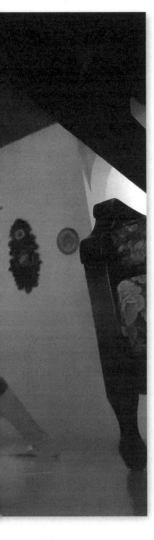

En la siguiente inhalación levantamos los brazos hasta la altura de los hombros. Ahora los codos miran a cada lado, respectivamente.

Exhalamos llevando los puños hacia adelante y en la siguiente inhalación levantamos los brazos en posición vertical, abriendo las manos y llevando las palmas al frente. Los hombros se encuentran nivelados y los codos equidistantes.

En el mundo de la mística es conocido como *saludo ka* y es de origen egipcio aunque se ha practicado en muchas tradiciones, pero aplicado en la *asana*, no se mantiene neutro el cuerpo, sino que se lleva el pecho hacia el cielo, mirando hacia casa, hacia el firmamento

Virabhadrasana #II

Es la continuación de la anterior. Las piernas quedan en su distancia y giramos el pie izquierdo en 90º de modo que el talón quede perpendicular al puente del pie derecho, que gira hacia dentro 15º. Flexiona la rodilla hasta que el muslo de la pierna que esté al frente quede paralelo al suelo.

Esto no es tan sencillo. Cuanto dobles tu rodilla de apoyo, tu peso se irá más hacia ese pie así que presiona el pie contrario más firmemente para balancear el peso, como vasos comunicantes nivelados.

Los glúteos actúan con firmeza en la posición: el mediano y menor en la cadera de la pierna flexionada, provocando una rotación interna, y el mayor en la pierna extendida, junto con los isquiotibiales.

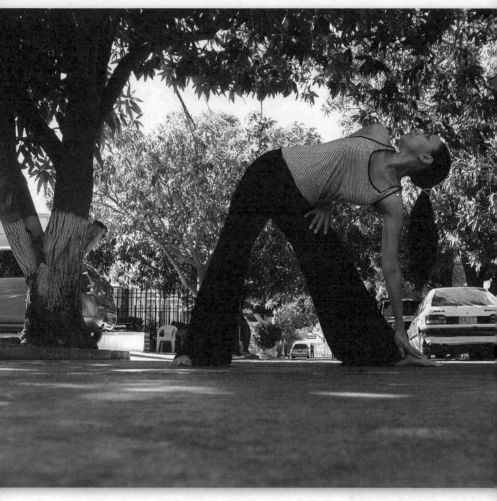

Figura 4. *Trikonasana*, el triángulo, lateroflexión asimétrica bípeda

«Crucifícate» contra el aire. Recuerda que el brazo que no mires tiende a distraerse y a descender, como si se tratara de un niño pequeño al que tenemos que vigilar de reojo.

La relación de la pelvis con el tronco exige una tracción del ombligo hacia la columna, forzando al abdomen que a su vez empuja a la caja torácica. Buscamos la abducción de los omóplatos, introduciendo las puntas de estos hacia el frente. Mantente firme contra la gravedad de la tierra.

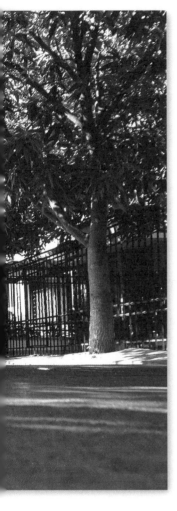

Percibe tu firmeza. La barbilla por encima del hombro, los hombros inevitablemente en el mismo plano que las caderas.

El Guerrero II es un catalizador de la energía y un gran foco de atención de *dharana*, la concentración de la mente.

Su gran reto es mantener las caderas en el mismo plano que los hombros y a su vez es una *asana* perfecta como transición a equilibrios o laterizaciones, casi muchas veces realizada con este objetivo y no como *asana* en sí misma.

El pie de la pierna extendida puede encontrarse con cierto sesgo en lugar de estar neutro.

Las practicantes con hiperlordosis tienden a aumentar mucho la convexidad de la lumbar en esta *asana*. La pierna extendida tiende a no encontrarse en el eje y el giro de la cadera de la misma pierna se ve afectado del mismo modo.

Observa esto: cuando avanzas un paso hacia adelante con el pie de la pierna flexionada desde una postura erguida neutra hacia *virabhadrasana* I, la cadera se mueve en esa dirección y la cadera opuesta retrocede, sostenida por la pierna extendida, la pierna que llamamos antigravitacional, porque tiene movimiento y no se encuentra esclavizada a la gravedad al estar extendida y no flexionada.

Esta pierna sostiene el isquion de su mismo lado y el lado del coxis, así que la pelvis tiende a compensar ambos lados, inclinándose hacia el frente. La recolocación de la cadera al mantener los pies apuntando en la misma dirección facilita que hombros y cadera se encuentren en el mismo plano.

En esta *asana* el primer punto de control se divide en tres simultáneamente: flexión de la rodilla, que dirigirá a su vez la mirada (con el mentón horizontal al suelo), cintura pélvica en el mismo plano que la cintura escapular (para ello el asistente lleva hacia el exterior la rodilla y con la mano opuesta o la misma mano de la practicante, empuja la cadera contraria hacia el mismo lugar, es decir, hacia su posterior, intentando no aumentar el arco lumbar) y estiramiento de los brazos en línea con los hombros y horizontales al muslo de la pierna flexionada.

La pierna extendida es un gran cimiento si la tratamos como cimiento. Cuando estiramos al máximo llevamos el muslo hacia atrás y presionamos el coxis hacia el frente, justo al contrario.

En el Guerrero número I el peso tiende a ir hacia el pie de la pierna en flexión y no hacia el otro.

En el Guerrero II el pie de atrás se encuentra transversal y, al doblar la rodilla delantera, transferimos el peso por lo que necesitamos presionar el talón de la pierna extendida hacia la tierra durante la flexión de la rodilla opuesta para mantenernos realmente firmes, realmente guerreros.

La foto final de esto es que la pierna extendida debe mantenerse neutra, sin ningún tipo de inclinación al interior.

Lo que sucede es que este trabajo de la pierna endurece el gemelo con mucha fiereza.

Aparte de todo esto no debemos permitir que la rodilla gravitacional se doble más allá del tobillo, para que no se termine lesionando la rótula con el tiempo.

Para trabajar la fuerza de sostén de la pierna extendida coloca el borde exterior del pie contra la pared y separa tus pies un metro y veinte.

Manteniendo el talón en la pared, rota tu pie de manera que el dedo pequeño se aleje de la pared. Rota el pie contrario externamente 90°.

La rodilla derecha debería apuntar directamente sobre el pie.

Por último, la mirada se prolonga más allá del dedo corazón.

Recuerda que estamos diseñados para estar en posición vertical, y nuestros órganos y toda nuestra homeostasis general se basa en la verticalidad, por tanto, verticalizar es un objetivo a perseguir.

En este sentido hay grandes beneficios fisiológicos relacionados con la carga y la verticalidad, como el metabolismo de la resorción ósea, la activación vascular y cardíaca, el aumento de la saturación en sangre, la autorregulación del ritmo cardíaco, la relajación del elevador del ano, y muchos otros procesos que, en una postura estática mantenida y sin disociación escapular y pélvica, perdemos.

La pelvis, conectada a la columna, está diseñada para repartir de forma alternante las presiones y poder absorber las cargas en cada paso si andamos y en cada lado del cuerpo si permanecemos inmóviles.

Trikonasana (el triángulo)

A través de la triangulación de las piernas, el torso y el brazo que entra en contacto con el pie, la columna y el cuello, se tonifican y estiran mientras giras la cabeza para centrar la mirada en el pulgar de la mano.

Abrimos las piernas la longitud de una de ellas. Estírate hacia la coronilla y mantén la cadera a la misma altura de los hombros mientras alargas la mano derecha.

Las piernas realizan un intenso trabajo mientras cada fémur gira hacia afuera para abrir la cadera, y los tendones del hueco poplíteo de la pierna que guía la acción se estiran mientras la cara anterior del torso se «alarga» desde la parte posterior de la cadera.

No endereces la rodilla, saca la cadera izquierda y ves descendiendo la palma de la mano por detrás de la pantorrilla.

Abre la cadera y estira desde el sacro hasta la coronilla, alinea bien la cabeza estirando los músculos del cuello. Afirma bien los pies en el suelo y presta atención a apoyar los dedos gordos.

Cuando endereces la rodilla, piernas, tronco, brazos y cabeza permanecerán en el mismo plano vertical.

A esto lo llamamos *utthita trikonasana* (postura extendida del triángulo). Intenta que tu columna quede paralela al suelo y estira

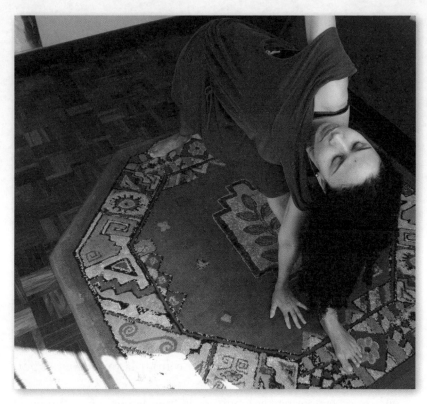

Figura 5. Vista cenital de *trikonasana*

bien el brazo izquierdo hacia arriba, como si alguien te tirara de la mano, buscando el estiramiento de una mano hasta la otra. Estira las piernas pero sin bloquearlas hacia atrás, mejor es elevar las rodillas hacia arriba para evitar la hiperextensión.

Contrae apenas los cuádriceps para afirmar la postura. La firmeza se mantiene con las piernas y el abdomen, para poder así dejar libre de movimiento al torso y profundizar en el lateral; de la cintura hacia arriba no debe haber ningún tipo de tensión. Intenta mantener todo el cuerpo en un plano. Gira el ombligo hacia atrás.

Al respirar se lleva aire a las costillas expandiendo bien el tórax. La espalda se encuentra plana.

No flexiones el tronco hacia delante. Flexiona ligeramente la rodilla derecha y empuja el suelo para elevar más el torso.

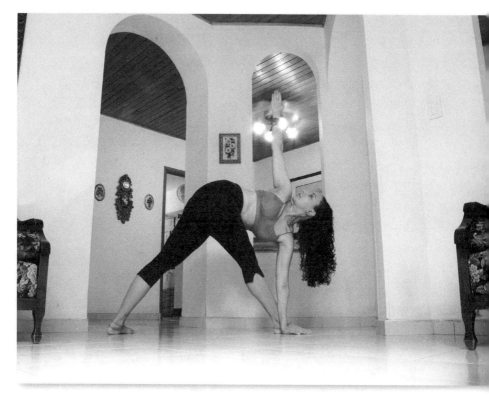

Figura 6. *Parivrtta trikonasana.* Lateroflexión asimétrica bípeda
con torsión concéntrica

Si quieres ganar rotación de hombro, te invitamos a que como
en la foto, gires el brazo hacia la espalda y cruzada por detrás al-
cances la cadera opuesta, asomando la mano por el frente.

Con esto garantizamos que la cintura pélvica y escapular va a
permanecer en el mismo plano.

Parivrtta trikonasana *(el triángulo torsionado)*

Para torsionar el triángulo apoyamos la mano izquierda firmemente a la derecha del pie derecho y llevamos la mano derecha
hacia arriba abriendo el pecho y espalda.

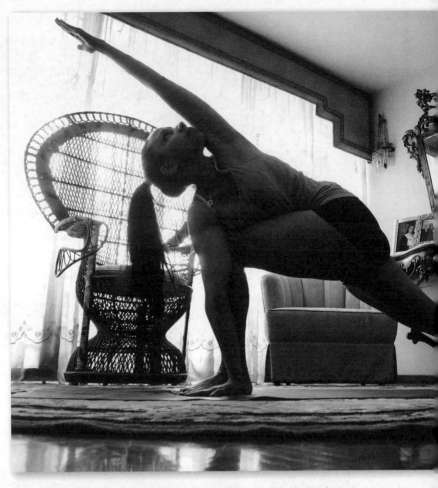

Figura 7. *Parivrtta konasana.* Lateroflexión asimétrica bípeda con torsión concéntrica

Gira la columna hacia la derecha comenzando desde el tórax, manteniendo la zona lumbar extendida y horizontal. Las dos crestas de la cadera miran de frente a la pierna.

Para esto debes empujar desde el pie derecho el isquion derecho hacia atrás, concentrándote especialmente en empujar con los dedos gordos de los pies.

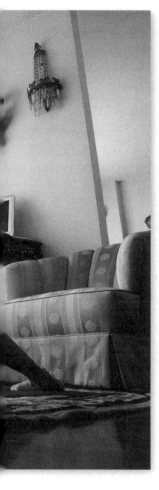

La pelvis forma un ángulo recto con la base de apoyo. Presiona firme el suelo con la mano izquierda y levanta la mirada hacia la mano derecha girando la cabeza hacia arriba.

Sostiene el peso con los pies y el abdomen, así el torso se puede liberar y profundizar en la torsión, expandiendo el tórax con cada respiración y abriendo el pecho extendiendo los brazos.

Esta *asana* mejora el equilibrio, el dominio del peso corporal y la propia percepción del cuerpo.

Desde *trikonasana*, gira tu cuerpo hasta que tu mirada siga la línea que marca el pie girado y obtengas la neutralidad de la columna. Despliega los brazos.

Gira tu cuerpo hacia el exterior del pie y cruza el brazo opuesto, hasta que los dedos toquen el suelo. Flexiona la rodilla y luego estírala.

La pierna atrasada se encuentra muy elongada y poderosa.

Empleo de los rotadores. La apertura pélvica facilita la respiración.

Si no es así, el tren superior, al mantenerse rígido dificulta el proceso de inhalación, ya de por sí comprimida debido a la presión del abdomen contra la cara interior del muslo.

Obsérvese la siguiente variación *parsvritta konasana* (ángulo en torsión). Es considerablemente más accesible pero su perfección radica en que las articulaciones se encuentran en línea, es decir, desde la muñeca al tobillo se puede trazar una línea ininterrumpida.

Al añadir una torsión la dificultad de esto aumenta considerablemente dado que la columna debe realizar un giro en dirección opuesta.

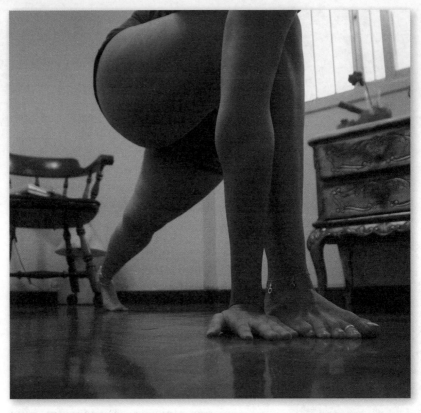

Figura 8. Plano detalle de las alineaciones articulares en paralelo de las extremidades periféricas torácicas y pélvicas

A su vez, el brazo opuesto a la pierna flexionada se mantiene paralelo a las articulaciones de la pierna, de tal modo que la muñeca es paralela al tobillo y el codo paralelo a la rodilla, dejando el muslo horizontal al suelo y en 90°.

La rodilla

En todas las *asanas* que hemos visto la pieza fundamental es la rodilla, la articulación intermedia de la extremidad inferior, una de las más grandes y complejas del cuerpo, por lo cual es propensa a innumerables lesiones.

Solamente tres huesos forman directamente la articulación: la parte inferior del fémur, la superior de la tibia y un hueso en forma de almendra llamado rótula.

El fémur es el hueso más largo y fuerte del cuerpo humano; está compuesto por dos extremidades, una superior, la cual es una cabeza redondeada y la extremidad inferior, ampliamente abultada, hecho que provee una buena superficie de soporte para la transmisión del peso del cuerpo.

La tibia soporta el peso del cuerpo y lo transmite al pie.

Entre ambas se encuentra el menisco, que es un cartílago, y protegiéndolo, la rótula

El movimiento de flexión y extensión de la rodilla es uno de los dos grados de libertad con los que cuenta la articulación.

Se realiza en el plano sagital, con un eje horizontal. Este eje presenta una ligera oblicuidad, más inferior en la cara medial de la articulación, lo cual causa que la tibia se dirija lateralmente en el movimiento de extensión y hacia la línea media del cuerpo sin embargo en el movimiento de flexión.

El centro instantáneo de rotación es el eje que solo existe en un corto espacio de tiempo; es allí donde se realiza un movimiento de rodamiento, no de deslizamiento. Cuando estas superficies se encuentran en movimiento, en cualquier momento existe alguna que no se mueve y actúa como centro de rotación.

El complejo de la rodilla cuenta con músculos que pueden generar variaciones en los rangos de movimiento.

Un rango normal de movimiento para la flexión de rodilla es de 130° a 140°; sin embargo, si la cadera se encuentra en extendida, el rango podrá disminuir por la fuerza de tensión que ejercen los músculos sobre el movimiento de la rodilla. En la flexión máxima de cadera, cuando el abdomen busca el muslo, el rango de movimiento sin embargo aumenta.

Los rangos de movimiento de flexión son:
— Para la marcha: 60°
— Para el ascenso de escaleras: 80°
— Para una posición sentada: 90°

Cuando la cabeza busca los pies

Las flexiones acortan la distancia entre el ombligo y el muslo y permiten que el practicante entre en un estado intuitivo más agudo que el que habitualmente vive.

La falta de una escuela de espalda provoca que en nuestra sociedad un gran número de personas estén aquejadas del «síndrome de la secretaria», escoliosis, lordosis, cifosis y otras malformaciones que, con el paso de los años, aumentan su intensidad debido al desgaste óseo.

Esto se debe a que una gran parte de los movimientos que realizamos en el día a día implican semiflexiones que realizamos «» los hombros con el peso de la acción.

Las flexiones de cadera son la «cruz» de los practicantes de yoga. Posiblemente sean las *asanas* que más dificultad entrañan, en gran parte porque dirigimos *dharana* de forma errónea al interpretar que la «consecuencia» es el «objetivo». Es decir, nuestro objetivo es situar nuestro abdomen, extendido, a lo largo de nuestros muslos sin que esto implique que las rodillas cedan y se doblen. Como consecuencia, nuestra frente tocará nuestras rótulas y nuestra nariz se encontrará entre ambas.

Sin embargo, habitualmente nos esforzamos en este empeño, provocando habitualmente que la *asana* se convierta en una incómoda sensación de tensión a lo largo de las piernas, encorvando de forma traumática nuestra columna e impidiéndonos un paso regular de aire.

Su nombre occidental, la pinza, describe perfectamente su ejecución: un giro de nuestros rotadores externos que buscan que ocupemos el menor espacio vertical posible, la absoluta rendición del cuerpo físico.

Prueba a alargar los brazos al frente intentando mantener la rectificación de la columna.

Observarás cómo aumenta considerablemente la dificultad y la cadera intentará corregir el esfuerzo elevando al tronco superior o bien el conjunto de los hombros se acomodará por debajo de la barbilla.

Para cualquier postura hay que entrenar. A amar se aprende amando; a besar se aprende besando. Para hacer la pinza necesitamos hacer la pinza.

Lo primero de todo es saber por qué es difícil hacer la pinza y lo es porque nuestra parte más móvil de la columna son las últimas lumbares.

Pero requiere de gran elasticidad en las caderas que es, de hecho, nuestra parte más estable.

Lo primero es utilizar la respiración. Al inhalar se aleja el cuerpo o se estiran los brazos y al exhalar se acerca el cuerpo a la pierna y se flexionan los brazos. La flexión debe respirar con nosotros.

Es obvio que, a mayor flexibilidad, menor riesgo de lesiones, mejor circulación, mejor funcionamiento del sistema nervioso y, en general, la vida se vuelve más fácil si te puedes poner de cuclillas, hacer una torsión; si llegas a los pies con las manos o si te puedes sentar en el suelo sin encorvarte ni colapsarte.

La pasividad hace que los músculos, la fascia y el tejido conectivo, se estiren más, simplemente porque se encuentran relajados.

Estas tres observaciones son básicas para la pinza y su familia: respiración, relajación y entrenamiento en posturas que elonguen, dado que el sufrimiento del isquiotibial, otro factor a tener en cuenta, hace que la posición se vuelva un martirio a veces y desanime.

Uttanasana (la pinza)

Esta postura abre la parte posterior de las piernas, facilita la descompresión de la columna y permite que la sangre oxigenada se mueva desde el corazón hacia la cabeza. Estira las pantorrillas, los músculos isquiotibiales, los glúteos y los paravertebrales. Además, da flexibilidad a la parte posterior del cuerpo.

Para ello crece hacia el cielo y rotando desde las caderas, como el mecanismo de un reloj, quédate imitando la forma de una alcayata (*ardha uttanasana*, media pinza).

Abre bien el pecho. Los practicantes noveles tenderán a redondear la espalda, lo que provocará que efectivamente la frente se encuentre con las rodillas, pero de una forma tosca, insana.

Eleva con fuerza las rótulas contrayendo ambos muslos, con el coxis hacia delante y los muslos rotando hacia dentro y presionándolos hacia atrás. Extiende ambos brazos hacia arriba en dirección al techo.

Manteniendo paralelos los brazos, alarga ambos lados de la cintura y alarga la columna. Toda la caja torácica debe elevarse, al frente y atrás. El abdomen se irá naturalmente hacia atrás y arriba; lleva la parte externa de las caderas hacia dentro.

Si mantenemos la espalda recta y no convexa conseguiremos que el pecho y el abdomen se unan a los muslos y podremos desplazar el cuerpo hacia el suelo, empujando el cráneo en esta dirección y llevando los labios a las rodillas cuando empecemos a plegarnos. Exhala y flexiona rotando las caderas. Mientras lo haces, mantén los muslos presionando hacia atrás y el tronco y los brazos extendiéndose al frente. Mantén el enganche firme en la parte externa de las caderas, pero relaja las ingles hacia dentro del cuerpo mientras flexionas.

Lleva las yemas de los dedos al suelo al lado de tus pies. Ahora, manteniendo tus muslos presionando hacia atrás, estira el tronco hacia el frente. Haz convexa la parte alta de la espalda llevando tu esternón hacia delante mientras llevas la columna torácica y las costillas de atrás hacia el interior del cuerpo. Esto tiene el efecto de alargar los músculos espinales.

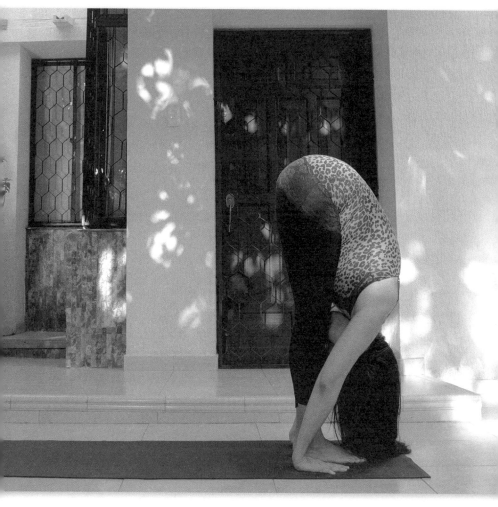

Figura 9. *Uttanasana*. Flexión simétrica de columna y cadera bípeda

La acción convexa debe ser en la parte alta y no en las lumbares. Si tienes mucha flexibilidad en la parte posterior de tus piernas, evita que las vértebras lumbares se colapsen, llevando los isquiones hacia los talones.

A medida que los músculos comiencen a relajarse ve más profundo colocando las palmas de las manos en el suelo mientras continúas estirando el torso hacia delante.

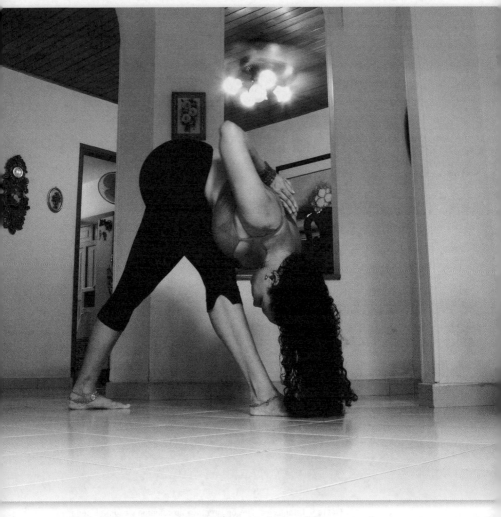

Figura 10. *Parsvottanasana*. Flexión bípeda de columna y cadera

Manteniendo la longitud de la columna, en una exhalación presiona las palmas de las manos y flexiona los codos para llevar la coronilla de la cabeza hacia los pies y el pecho hacia los muslos.

Mientras haces esto cuida que el abdomen no se encoja. Relaja tu cuello y libera tu cabeza. Tus caderas deben estar por encima de los tobillos de manera que las piernas estén verticales. Puede ser

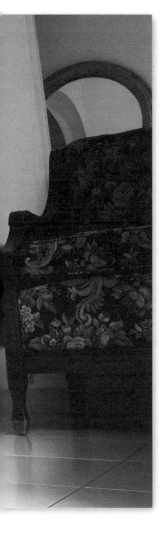

necesario mover las caderas ligeramente hacia delante para lograr esto, todo el tiempo manteniendo tus talones presionando en el suelo y resistiendo intensamente hacia atrás con los muslos.

Un truco: aprende que el descenso no es solo con los rotadores de la cadera, sino que también puedes descender con los hombros.

Parsvottanasana *(la pirámide)*

Mantén los hombros y las caderas paralelas y los pies muy alineados, como el andar de los egipcios. Pivota con los dedos del pie atrasado hasta que se lean las 12:45 con tu cuerpo. Afirma el peso repartido en ambos pies, no te vuelques demasiado hacia uno.

Desciende en *ardha uttanasana* (media pinza) abriendo bien el pecho en lugar de cerrar los hombros, para facilitar que el abdomen y la caja torácica se acerquen al muslo superior.

Inhala, relaja y continúa empleando los rotadores de la cadera, descendiendo más, hasta que tus labios pueden besar la rótula.

Lleva los isquiones en dirección hacia arriba, la cadera y crestas ilíacas deben mirar bien de frente a la pierna de adelante.

Es muy común que esto no suceda y la cadera quede torcida, entonces busca empujar con la pierna de adelante el isquion del mismo lado hacia atrás,

No pierdas la integridad de la espalda. Lleva las manos en el saludo de *namasté* (*anjali mudra*) detrás de ti.

La columna mantiene una flexión levísima, casi imperceptible a la mirada. Observa tu equilibrio, empieza a estar en juego.

Recuerda que la postura es estrecha. Aunque la pierna atrasada esté girada hacia el exterior, los músculos giran al interior para conseguir la alineación pélvica.

El pie de adelante empuja el suelo y el pecho avanza hacia la tibia. Los brazos siguen trabajando, las palmas se tocan y realizan una leve presión una contra la otra, los codos se llevan hacia atrás y los hombros se abren de forma continua.

La respiración cambia: se vuelve torácica, pues al exhalar desde el abdomen permitimos ensanchar el pecho en la exhalación y alargar la columna. Obvia la tensión de los hombros. Las manos en *anjali mudra* entran en el canal que forma la columna y ayudan a proyectar la coronilla hacia el suelo.

Yogasanas en equilibrio

El descubrimiento científico más importante de nuestra era es quizá que el universo no ha existido siempre. Durante los últimos doscientos años hemos vivido convencidos de que el universo tuvo un principio bien definido y que pasó de la «nada» al «todo».

Las religiones lo han tenido muy fácil: un relojero, un demiurgo, un arquitecto eterno insufló de vida a la nada. Los científicos lo refutaron y crearon la idea del Big Bang: todo lo que existe no es sino los residuos de una explosión primordial, los vestigios de gases que se solidificaron.

Pero ahora ya sabemos que esto también era la huella de un universo que ya existía. El tiempo y el espacio ya existía y estaba muy, muy caliente: millones de grados más, lo suficiente para tener

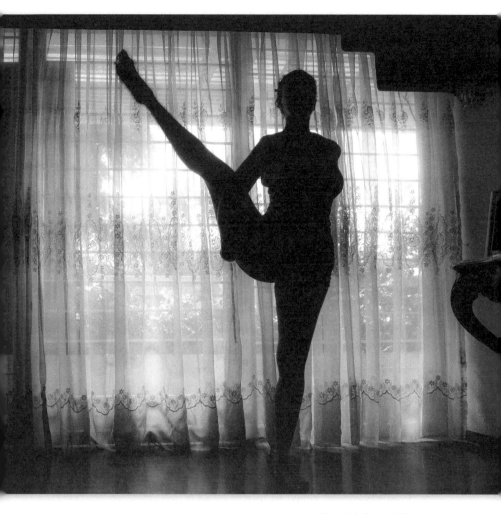

Figura 11. *Svarga Dvijasana*

a toda la masa compactada. El Big Bang no era el prólogo, sino el segundo acto.

Hace apenas cuatro mil millones de años se asentó nuestro sistema solar. Materia y energía coexistían, siendo la materia asociada a la energía, como los yoguis ya habían descrito en la idea de un *shiva* (conciencia) y una *shakti* (energía). Pero de pronto, e inesperadamente, nació un nuevo concepto de energía: tenía en si la fuerza gravitatoria.

Newton aseguraba que los objetos se atraían, que la manzana caía inevitablemente de la rama al suelo.

Einstein sin embargo demostró que algunos se rechazaban. La física cuántica demuestra que en el Universo, en realidad, la mayor parte de la materia es autorrepulsiva, no atractiva.

No nos concentramos sino que nos expandimos: la Vía Láctea se separa de nosotros a unos 200.000 kilómetros por segundo, casi a la velocidad de la luz.

Estamos en realidad viajando por el universo. Es como viajar en tren. No nos movemos, es el tren el que realiza un desplazamiento, pero nosotros nos encontramos estáticos en su interior y si me dirijo al final del tren, voy en dirección opuesta a este.

Es decir: sabemos poco de la gravedad. Sabemos tanto como de la brujería o de los naguales. Sabemos que se encuentra, la sufrimos, la experimentamos al caer cuando tropezamos, al derramarse nuestro vaso de agua, cuando rodamos por una pendiente. Pero son más acertadas las corazonadas.

Pobre Newton, pensaba que lo sabía todo y hoy toda su obra la podríamos quemar en un parque público. Le damos la razón, como a los locos. Pero en algún lugar yace una explicación a este abismo insoldable que supone que cuando arrojamos una piedra esta no flota en el aire.

Por lo que a nosotros respecta, trabajaremos algunos conceptos de la gravedad aplicados al campo del *hatha*: el uso de la energía pasiva/activa y el centro de gravedad.

Entenderemos por energía activa cuando trabajamos en contra de la gravedad. Esto afecta a la respiración. Es la inhalación.

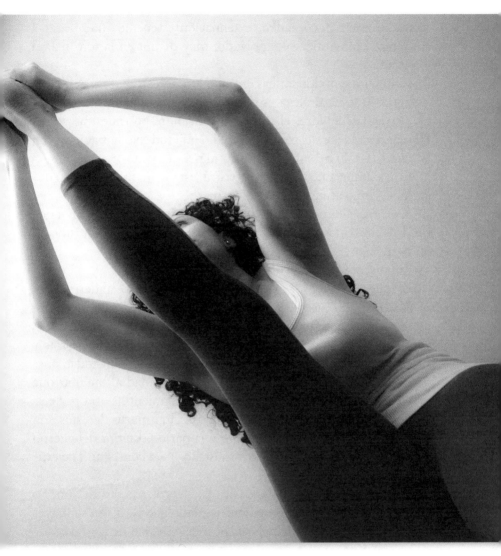

Figura 12. *Utthita padangustanasana*

Entenderemos por energía pasiva cuando trabajamos a favor de la gravedad, es decir, cuando no hay oposición y permitimos su actuación. En su afectación a la respiración, sería la exhalación.

La respiración invita y es precursora de todo movimiento. No puede ser capturada ni el cuerpo requerir respiración (lo que se traduce en sofoco, jadeo, extenuación). Tenemos que llegar a concebir el movimiento paralizado, muy distinto a la foto fija, al fotograma.

El movimiento ha de ser continuo, un proceso.

Todo en la naturaleza es dinámico: el crecimiento de la yerba, las partículas del aire, el rugido de la sangre por nuestras venas. Hemos nacido para el movimiento. La quietud solo nos aguarda en la muerte y solo debemos paralizar al pensamiento.

Aún si trabajamos la energía pasiva, esta se manifiesta como derrumbe, como atracción, como desmayo...

A la musculatura la dividimos en gravitatoria y antigravitatoria. Los músculos se mueven en un calificativo u otro en función de su trabajo.

El músculo flexor sufre el efecto de la gravedad.

El músculo extensor es antigravitatorio, se opone al derrumbe

Más fácil: el músculo extensor es el que trabaja para que el cuerpo se mantenga erguido y el flexor el que le afirma en tierra.

Del mismo modo podemos hablar de posturas gravitatorias y antigravitatorias: la barca, la langosta, la cobra... son todas posturas que luchan contra los efectos de la gravedad al intentar que gran parte del cuerpo se despegue del suelo mientras otra parte se encuentra firmemente afianzada a esta. Gran parte de estos son doblemente complicados al obligar a la parte posterior del cuerpo a acortar concéntricamente a los músculos para conseguir la elevación de la parte frontal.

Sin embargo, las posturas derivadas del colapso, las flexiones o *savasana* son firmemente gravitatorias dado que alcanzan su mayor apogeo cuanto más rinden el cuerpo a la actividad de la gravedad.

Las posturas invertidas suponen un auténtico reto para el practicante, debido al desplazamiento hacia el cráneo del paquete abdominal, desde el perro hasta la postura sobre la cabeza. El trabajo abdominal aumenta considerablemente. Ha de mantenerse tenso para sostener a las vísceras y evitar que alcancen al pulmón, haciendo insostenible la respiración.

Debido a que gran parte de la masa abdominal es de naturaleza líquida, la gravedad va a empujar a la cavidad abdominal a un nivel más alto que el torso cuando el practicante se encuentra tumbado en supino. El diafragma, como una prensa móvil, empujará las vísceras hacia abajo en la inhalación y limitará su movimiento y espacio en la exhalación.

Es, a todas luces obvio, que los músculos gravitatorios (más bien deberíamos decir los músculos que actúan como tal) son los que mantienen la cohesión con las raíces, volviéndonos estables y firmes frente a los que se oponen a esta estabilidad estructural.

Pero esto no deja de ser un engaño: habíamos visto cómo las nuevas teorías del Universo hablan de que es la expansión y las fuerzas en oposición las que mantienen al Universo y lo expanden. Es decir: todas las *asanas* o movimientos en las que intervengan deben ser provistas de acciones opuestas o si no continuamente estaríamos haciendo movimientos proclives al colapso, y nos derrumbaríamos en el suelo continuamente.

La extensión, antigravitoria en el tronco inferior, es la que va a mantener al cuerpo vertical o en línea con el horizonte mientras que la flexión anclará a la *asana*.

Esta extensión supone un desafío a la vieja raposa ley física que no busca sino el aplastamiento del cuerpo sobre la superficie.

Por paradójico que parezca, en la extensión bípeda la gravedad no tiene una gran importancia, debido a la poca capacidad que tenemos de conseguir que esa gran porción de espalda cifótica deje de serlo y se vuelva convexa, lo que necesitaría de otras fuerzas que contrarrestaran a la extensión para evitar derrumbarnos hacia atrás y es solo la respiración la que ayuda al impulso de los hombros. Recordemos que la parte menos móvil de la espalda es entre los omoplatos, y es la parte mayoritaria.

Nuestro cuerpo dispone de un centro de gravedad como el punto de aplicación de la resultante de todas las acciones de la gravedad sobre lo que compone nuestro cuerpo. Este punto es distinto en cada cuerpo, aunque su posición es constante, sea la que fuere la dirección a que está sometido el cuerpo; es como si todo el peso del cuerpo se reuniera en dicho punto.

El gateo es uno de los primeros intentos que hacen los bebés para explorar el mundo. Su centro de gravedad se encuentra muy

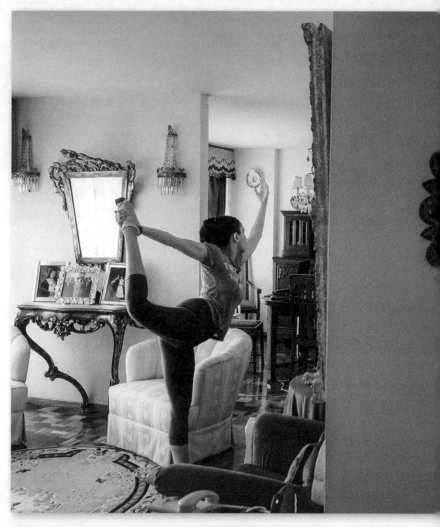

Figura 13. *Natarajanasana*. Extensión de columna en equilibrio

bajo, a medida que madura su cuerpo comienza los intentos de ponerse de pie, se cae y se levanta una y otra vez hasta que aprenden a elevar su centro de gravedad y a permanecer centrados. A partir de ahí corren, saltan, andan en bicicleta, se perfecciona el equilibrio al máximo.

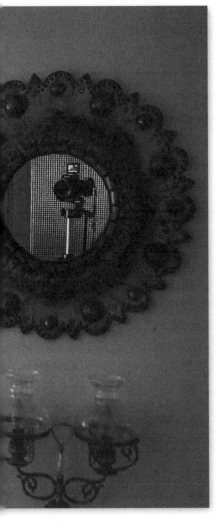

Al llegar a la edad adulta para lograr una estabilidad óptima el centro de gravedad deberá alojarse en la parte baja del cuerpo, entre el ombligo y los genitales. envejecer el centro de gravedad suele alojarse en algún punto de la parte superior del pecho, haciendo que la persona abata los hombros y pierda el equilibrio con facilidad.

La posición centrada se logra cuando la persona:

— Se mueve alineada con las fuerzas del cielo y de la tierra (ascensión y depresión).

— Los movimientos se generan desde la cadera y se permanece física y mentalmente en contacto con la tierra.

— Se vive en el presente, aquí y ahora.

La fuerza de gravedad actúa sobre la estructura física ejerciendo una atracción hacia el suelo; esta fuerza vertical alinea a la persona desde la cúspide de la cabeza hasta las plantas de los pies.

Las *asanas* son un continuo vaivén del centro de gravedad, debido a que este no es un punto fijo, sino que se desplaza en función del movimiento del cuerpo. Ascendiendo, descendiendo o desplazándose incluso fuera del cuerpo según nuestra posición.

Podemos afirmar que, junto con el sentido de la dirección, el centro de gravedad es uno de los aspectos más relevantes a la hora de ejecutar una *asana*. Si mantenemos el centro de gravedad (y con éste, el equilibrio en la postura), los músculos se alinean unos con otros.

Pero si producimos un exceso en la extensión de determinados músculos, el centro de gravedad cambia y con este la estabilidad, teniendo que contraer más los músculos antagonistas para evitar toda la imperiosa necesidad del cuerpo de ceder a la gravedad que continúa llamándonos ininterrumpidamente.

El estricto control del centro de gravedad o bien su localización exacta es básico a la hora de ejecutar una *asana* que requiera equilibrio.

Natarajanasana (el bailarín)

Esta postura clásica representa al dios Shiva, el dios de la destrucción en el baile que mantiene al Universo.

Traslada el peso de tu cuerpo al pie izquierdo y lleva el derecho hacia atrás, inclinando el cuerpo en dirección al suelo como si cediéramos a la gravedad.

Con las manos en las caderas, levanta la parte inferior de tu espalda y permanece unas cuantas respiraciones en esta extensión.

Dobla la pierna derecha a la par que levantas la mano izquierda, con el dorso paralelo al suelo y ejecuta *chin mudra*, llevando tu mirada a la unión de ambas consciencias. El pulgar, que representa la conciencia cósmica, se une al índice, que representa a la conciencia individual. Los otros tres dedos restantes se extienden al frente. Este *mudra* representa, simbólicamente, al fuego que aniquila al ego.

El *mudra*, de hecho, es un ancla de la postura.

El brazo se halla muy extendido, en dirección al cielo.

Balancéate con elegancia y abre el pecho. Tu mano derecha rodea el tobillo derecho. Arquea la espalda. Empuja con el pie hacia arriba y hacia atrás para acentuar la postura. Más que una *asana*, es una coreografía, así que atiende especialmente a los movimientos que implica.

Empuja con firmeza el pie hacia el suelo para aumentar el arco de la espalda y reforzar al equilibrio.

Asegúrate de que tu torso está erguido. Es como si tuvieras un foco en el centro del pecho cuya luz debe alumbrar hacia adelante. La pierna de apoyo ha de mantenerse fuerte y recta, pero sin causar bloqueo en la rodilla.

En la postura final más avanzada el codo flexionado se hace con el empeine, y la mano opuesta se encuentra con la mano opuesta por encima de la cabeza, en un poderosísimo giro excéntrico de ambos hombros.

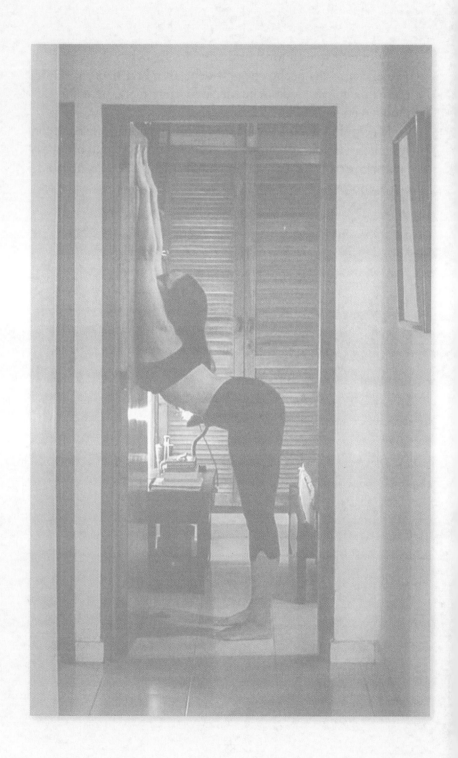

CAPÍTULO 4

Flexiones y arcos de columna

Cuando la mirada se prolonga hacia los dedos de los pies

Ninguna *asana* como *paschimotanasana* (pinza en el suelo) que responda a «la soledad del practicante». El tronco y las piernas forman un ángulo recto. Para ello, apoya la palma de las manos con los dedos mirando en la dirección de los pies. Empuja con las palmas el suelo, con el objetivo de que tu columna crezca aún más. Estira los brazos lo más que puedas hacia el cielo.

Después lleva todo el tronco hacia delante, doblando la articulación coxo-femoral, con la espalda recta. Eleva los brazos hasta tenerlos en vertical y estíralos. Mientras lo haces, llena los pulmones con todo el aire que puedas almacenar. Tu mirada siempre fija, como si estuviera presa de un anzuelo, hacia los dedos del pie. Lleva el abdomen a los muslos y con ambas manos agarra los talones. Empuja con los codos hacia el suelo, hasta que lo toquen. Después, continúa acercando el pecho a los muslos y lleva tus manos hacia las plantas de los pies.

Rinde el cuello. Si dejas caer la cabeza, los labios se encontrarán en contacto con las rodillas, y la nariz después de la rótula. Mantén siempre los muslos activos y las corvas muy estiradas, pegadas al suelo. Vuelca la pelvis hacia adelante y dirige la punta de los pies hacia la cara.

Recuerda que para que el músculo trabaje se necesita que esté hidratado y caliente. Si te resulta complicada la primera ejecución, puedes llevar una mano debajo de la rodilla y otra hacia el talón, y flexionar el codo de la primera hacia un lado y el de la segunda hacia el suelo, rotando desde el hombro.

Se trata de una postura límite, de las que más dificultades ofrecen a los practicantes. Al contrario que la extensión de espalda, suele ser más accesible a los hombres que a las mujeres.

Cuando «tengas a las ovejas en tu redil» empieza a añadirte distancia con ladrillos o incluso con un libro, con el objetivo de que tu coronilla continúe alargándose en dirección a los empeines.

Si continúa planteando inconvenientes, se pueden cruzar las manos a la altura de las muñecas, encontrándose los dedos en la planta del pie, y flexionar los codos hacia los lados, para obligar a descender al tren superior y con esto provocar la rotación de las caderas

Paschimotanasana es un gran estiramiento de los músculos posteriores de las piernas. Poco a poco se obtiene una gran elasticidad en los ligamentos.

Restaurativamente hablando alivia el dolor de ciática. Al estirar los músculos de la espalda, los tonificamos y fortalecemos. Esto es muy positivo para aliviar la escoliosis.

Si la postura se domina con facilidad se le pueden añadir distintos retos que aumenten su complejidad y beneficios, como por ejemplo puede ser practicarla sobre dos sillas, lo que aumenta su dificultad cuando las rodillas en su plano posterior se encuentran en el aire, sin soporte. De ahí que la rodilla debe microflexionar para no sobre extenderse.

El objetivo de la posición final es que las manos se encuentren por delante de los puentes del pie, consiguiendo así la máxima distancia entre las vértebras. La mano derecha rodea la «fisura de pulsera» de la mano izquierda.

A eso lo llamamos «llave».

Yo describiría *paschimotanasana* en palabras de Jack London: «Prevalecía en él la pura irrupción de la vida, la marea de existir, el perfecto goce de cada músculo, de cada articulación y de cada uno

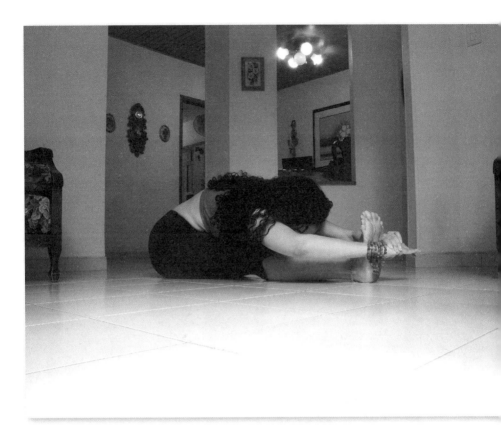

Figura 14. *Paschimotanasana*. Flexión de columna y cadera en decúbito prono

de sus tendones, por el hecho de que todo esto era la otra cara de la muerte, delirio y desenfreno expresado en el movimiento, en una carrera exultante bajo las estrellas...».

Más accesible es la postura de la cabeza en la rodilla que se ejecuta del mismo modo que la anterior, con la diferencia de que doblamos una de las piernas, apoyando el talón en el periné.

Es una postura notablemente más fácil y con mucho menos desgaste energético. Se vuelve más fácil cuanto más abierta esté la pierna y menos en línea con la cadera.

Esta *asana* recibe el nombre *janu sirsasana* (postura de la cabeza sobre la rodilla) aunque más románticamente la denominan «postura del sauce».

89

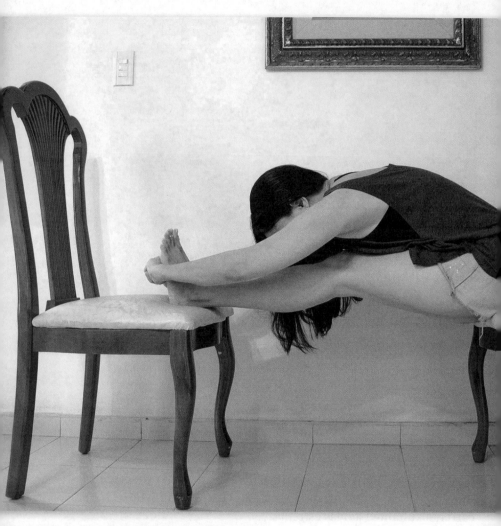

Figura 15. *Paschimotanasana* entre dos sillas

La espalda no se redondea, se mantiene recta.

Es muy inaccesible *janu sirsasana* si se ha sufrido alguna lesión en la cadera, del *labrum* acetabular o en cualquier plano de los muslos o en los gemelos.

Del mismo modo podemos añadir diferentes formas de interpretar y de acceder a la *asana*.

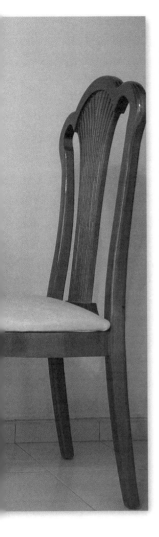

Pero la postura reina en toda practica es *adho mukha svanasana* (el perro que mira hacia abajo). Rara es la sesión de yoga que de hecho no la incluye.

Para realizarla colocamos las manos a unos cinco centímetros de los hombros. La postura de *balasana* (el niño) te va a marcar la longitud del cuerpo, así que alarga los brazos, presiona firmemente las palmas contra el suelo y con una inhalación, dobla las rodillas, eleva los isquiones y levanta las caderas.

Percibe su altura con respecto al corazón.

Mueve la cadera derecha e izquierda para acomodarte y lentamente comienza el descenso de los talones al suelo, intentando que los pies queden paralelos.

No mires el ombligo, mantén las orejas alineadas con los brazos superiores y si puedes lleva la mirada a un punto entre las manos.

Si tu laxitud es mayor, baja la frente lo más cerca que puedas del suelo. Relaja los músculos del cuello. Puedes afirmar con la cabeza sin sentir contracturas ni fuerzas que se opongan a nivel cervical.

Las manos son vitales. Debes presionar tanto el suelo que las uñas se vuelvan blancas indicando que no puedes levantar ninguno de los dedos.

Es decir, si un dedo consigues moverlo implica que no estás llevando toda la fuerza que exige el cimiento.

También, con experiencia y práctica, se pueden dejar los dedos en cúpula.

Si tenemos casos de hiperextensión en la articulación del codo, debemos amarrar los brazos por encima del codo para evitar que los hoyuelos interiores del codo miren hacia afuera.

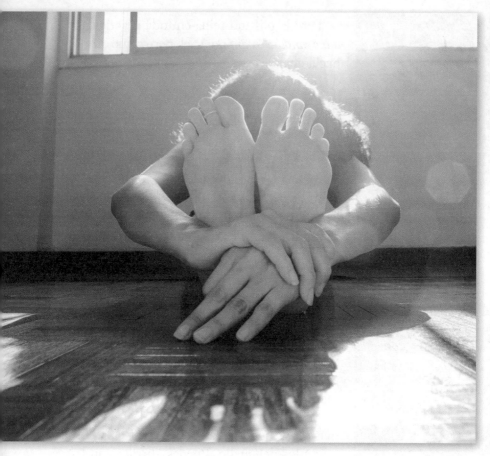

Figura 16. Llave de la mano sobre la fisura de pulsera de la mano opuesta en *paschimotanasana*

No hace falta que sean casos extremos.

Al ser una postura invertida, dado que el corazón se encuentra por debajo de la cadera, hay que empujar el ombligo hacia la columna para evitar el desplazamiento de las vísceras hacia los bronquios, colapsando la respiración.

A la vez, aunque se trate de una flexión de cadera, la columna se encuentra en extensión debido a la rotación del hombro y la abducción de los abductores.

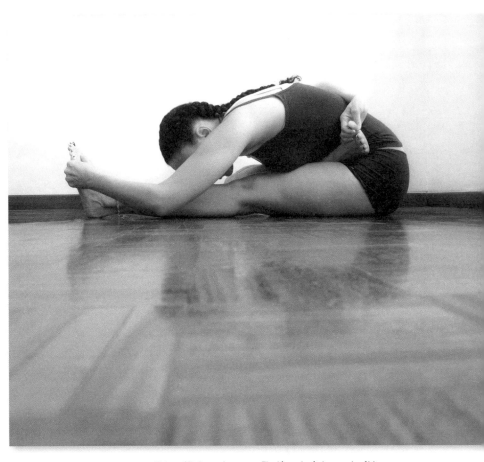

Figura 17. *Janu sirsasana*. Flexión asimétrica en decúbito prono

Despertando a la serpiente

La relajación en la postura es indispensable para que cada *asana* rinda sus efectos. El suelo ayuda a esto, pues facilita la eliminación de tensiones, compensando el estrés que suponen algunas posturas de pies muy poderosas o el aprendizaje del equilibrio.

Por otra parte, facilitan la exploración más detallada de cada postura, de la cual ofrece distintas series: extensión de columna,

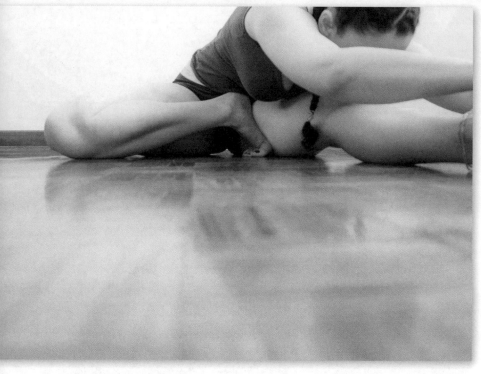

Figura 18. *Janu sirsasana* C

flexión hacia delante y arcos. Todas se han especializado en trabajar la horizontalidad del cuerpo.

Cuando las extensiones son dominadas, las posturas se convierten en una magnífica relajación pudiendo mantenerla durante mucho tiempo sin sufrir «daños colaterales». Además de ser posturas que ofrecen un perfil cargado de poesía física, ayudan a la expansión de la caja torácica y fortalecen la musculatura dorsal.

El cuerpo humano tiene una serie de presiones en forma de arco de una línea cuyo extremo respecto al anterior es antagónica y direccionalmente son opuestas. La espalda posee dos curvas, cifótica (cóncava) y lordótica (convexa) siendo la primera la primordial y mayoritaria al abarcar toda la región media y que suele intentar ser anulada mediante la abducción de los omóplatos.

La convexidad es opuesta a la concavidad.

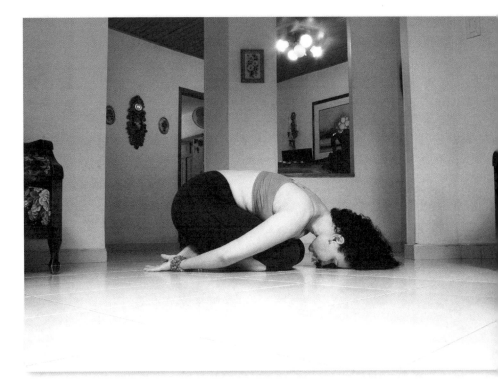

Figura 19. *Balasana*. Flexión prona de columna y cadera

La forma y el espacio convexo corresponden a la curva lordótica del área de los riñones y las cervicales.

Corresponde a los valores de avance en oposición a los cóncavos que se asocian con el retroceso. La concavidad es la curva cifótica que da sensación de espacio hueco, vacío.

Por sus características de expansión, ya sea en extensión o pliegue, las posturas alcanzan rápidamente puntos máximos, momento en el cual se alcanza la máxima expresión de la *asana* con una gran una explosión interna de sensaciones.

La lordosis tiende a hacer que las nalgas parezcan más prominentes. No es tan lesiva como pueda parecer, de hecho, se puede vivir con hiperlordosis sin sufrir ninguna patología, al contrario de la hipercifosis que sí manifiesta un decaimiento de la calidad de vida.

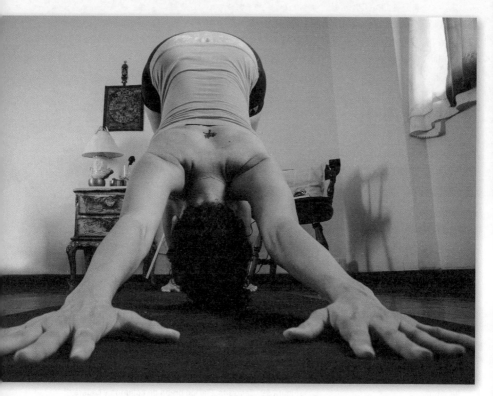

Figura 20. *Adho mukha svanasana*. Flexión simétrica invertida de columna y cadera

Para trasladar la curva lumbar a la espalda dorsotorácica, hay que entrenar concienzudamente.

Bhujangasana *(la cobra)*

Es una *asana* clásica, posiblemente de las más antiguas. Apoyamos las manos a la altura de las axilas. El antebrazo está perpendicular al suelo. Exhalando arrastramos la nariz y luego la frente y la barbilla por el suelo. Proyectamos el cuerpo empujándolo con la punta de los dedos de los pies: trasládate y continúa elevando la cabeza y luego el pecho.

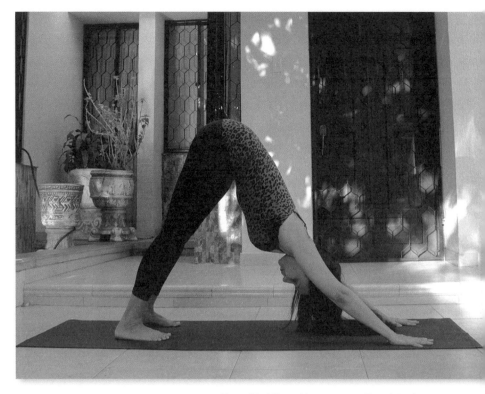

Figura 21. *Adho mukha svanasana.* Toma lateral

Empleamos la fuerza de tus brazos empujando el suelo, elevando el tronco hacia arriba y hacia atrás. Los codos están hacia el interior y ligeramente flexionados, pegados a las costillas. Caderas y ombligo están próximos al suelo. Presionamos el sacro contra el suelo. La respiración ha de ser torácica para evitar el balanceo al dilatar el abdomen.

Nos convertimos en una serpiente que, escondida en un macizo de flores, está a punto de escupir su veneno. Evita la tentación de estirar del todo los brazos. Se trata de otra postura y mal ejecutada solo conlleva hundir la cabeza entre los hombros, cuando nuestra intención es separar las orejas de los hombros lo que podamos. No hace falta acentuar mucho el arco de la espalda. Buscamos la apertura de la caja torácica, no la convexidad de las dorsales, aunque

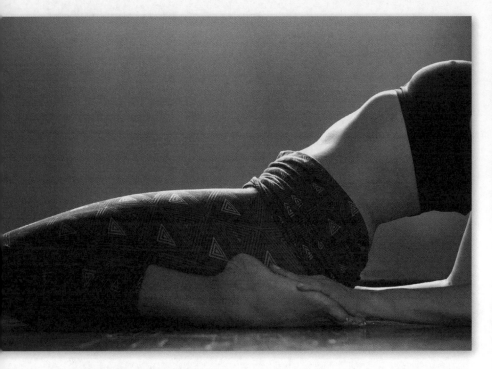

Figura 22. Arco lumbar (lordosis)

esté implícito. Si encuentras mucha presión a nivel lumbar, abre las piernas en V y distiende las nalgas.

Habitualmente el practicante novato lo que realiza, por error es otra gran *asana*, *urdhva svanasana* o el perro que mira hacia arriba, que resulta ser una variante, la más extrema de *bhujangasana*.

Su nombre se debe a que imitamos a un perro estirando sus cuartos traseros, de ahí su nombre.

En este caso, los brazos se estiran totalmente, se alejan al máximo los hombros de las orejas y levantamos las rodillas del suelo, sosteniéndonos sobre los empeines.

Salvo las palmas de las manos y los empeines, el cuerpo se encuentra elevado en una tabla.

Deja caer el ombligo hacia el suelo para aumentar la lordosis de la espalda.

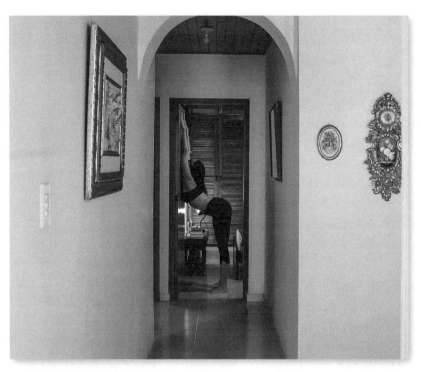

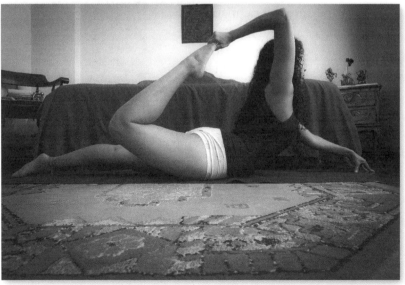

Figuras 23 y 24. Entrenando el arco torácico

Las mujeres tienen un defecto congénito en los codos, una hiperlaxitud característica. Este error de fábrica implica un mal bloqueo de las muñecas que se traduce inmediatamente en la debilidad de la articulación al realizar algunos ejercicios de fuerza presiva.

Teniendo en cuenta este dato, la cara interior de los codos ha de encontrarse enfrentada y no en la misma dirección del pecho.

Recuerda que en la Cobra los codos de encuentran pegados a las costillas y en media flexión. En el Perro se estiran y en un principio los codos se encuentran más cerca de las caderas.

En ambos el ombligo no toca el suelo. Una postura pues, es más alta y acentúa, a la par, más la curva lumbar.

Pero la apertura diafragmática debería ser la misma dado que esta proviene de la sonrisa escapular efectuada.

En el caso de trabajar en decúbito prono, sin duda, el Saltamontes es la reina.

En esta llevamos los brazos detrás de la espalda, estira de ellos en dirección a los pies, a la par que levantas las piernas del suelo, poniendo distancia entre las rodillas y el suelo.

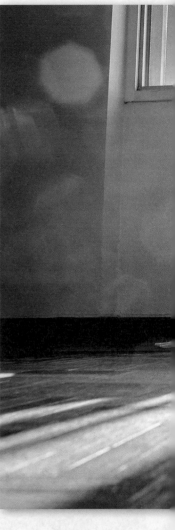

Intenta juntar tus omóplatos. Contrae muslos, glúteos, la parte inferior de la espalda, las dorsales. Evita doblar las rodillas.

Desde aquí puedes ir aumentando la dificultad del ejercicio, intentando elevar también el pecho.

A partir de aquí se abre todo un universo de permutaciones de la posición, cada una afectada por una multitud de variables en contra: se pueden llevar los brazos hacia el frente, hacia los lados,

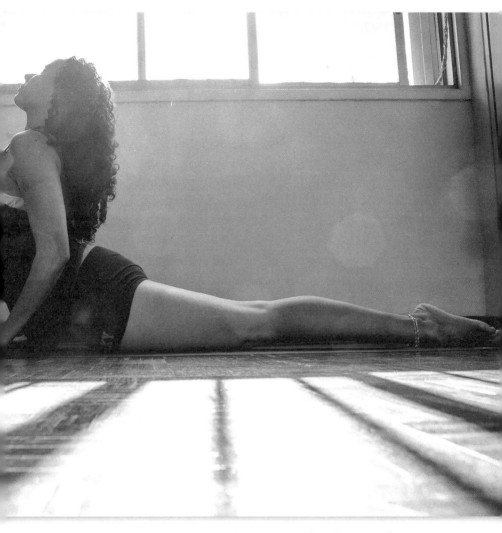

Figura 25. *Bhujangasana*. Extensión simétrica en decúbito prono

dejarlos en las líneas de las caderas… todo ello con la variable de levantar solo las piernas o exclusivamente el pecho, o ambas partes del cuerpo.

Va a depender de la condición física, y por supuesto, de un entrenamiento eficaz y ascendente.

Matsyasana (el pez)

Si trabajamos en decúbito supino *mats-yasana*, el pez es la postura clásica y muy empelada en las *sadhanas* por su relativa facilidad y múltiples beneficios. Apoya las manos en el suelo, al lado de las nalgas. Reclínate, apoyando los codos y mira la punta de tus pies.

Desliza los codos hacia los pies. Introduce las manos debajo de las nalgas y anda con los dedos en dirección a los talones. Saca el pecho, arquea desde la zona lumbar hasta que el solideo toque el suelo.

Hemos visto que la serie Extensión engloba todo lo que son flexiones de columna hacia atrás y su postura más conocida es aquella que recuerda el perfil de Matsya. Según André Van Lysebeth, esta *asana* permite flotar en el agua como un pez. Cuando se hace el muerto en el agua el rostro apenas emerge lo suficiente para poder respirar, mientras que en la postura del pez sobresale mucho más del agua, de modo que serían necesarias olas muy importantes para que cubrieran el rostro. En efecto, el Pez mejora la «flotabilidad» al situar el centro de gravedad hacia la mitad del cuerpo, además de permitir una mejor ventilación de los pulmones.

El peso descansa en nalgas y codos. Las piernas están pasivas, pero la punta de los pies muy activa.

Hay que ubicar la respiración lo más cerca de las clavículas que se pueda. *Matsyasana* abre ampliamente la tráquea; ventila a fondo

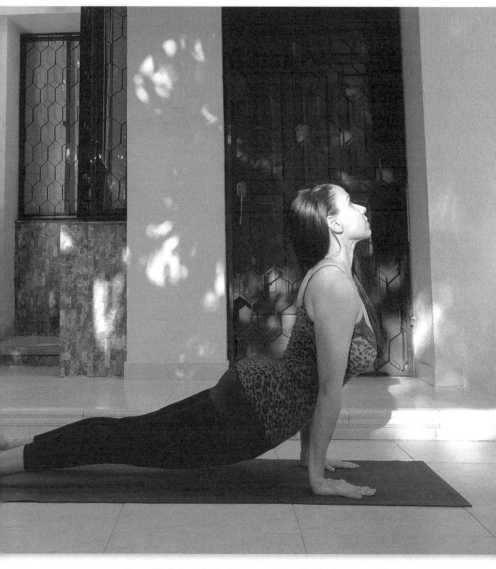

Figura 26. *Urdhva Mukha Svanasana*. Extensión simétrica en decúbito prono

la parte alta de los pulmones. Separa bien las costillas mientras levanta las clavículas.

La respiración abdominal está reducida, lo cual está previsto y es deseado. Al exhalar, contrae los músculos que hacen que las

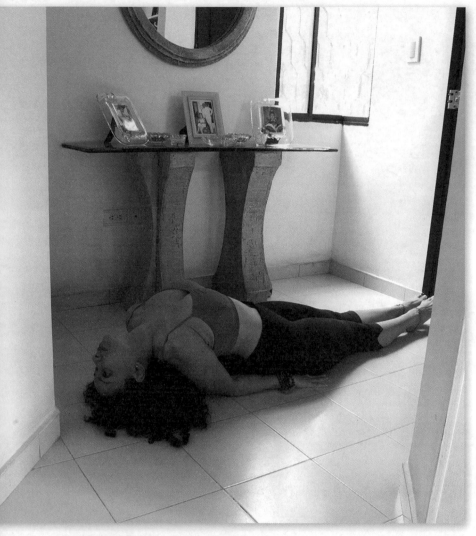

Figura 27. *Matsyasana*. Extensión en decúbito supino

costillas bajen y se acerquen para vaciar los pulmones a fondo. Para terminar, endurece el cinturón abdominal para expulsar los últimos centímetros cúbicos de aire fuera de los pulmones.

La abundante irrigación sanguínea de la musculatura dorsal se propaga a la médula espinal, lo que hace subir el tono vital estimulando todas las funciones esenciales del organismo de un modo fisiológico y suave.

El sistema nervioso simpático se beneficia también. La zona del plexo solar, a menudo presa de espasmos permanentes debidos a la ansiedad constante que destila nuestra vida en exceso agitada, se descongestiona gracias al estiramiento del abdomen aliado a la respiración profunda.

El estiramiento del abdomen, al que se agrega el masaje interno debido a la respiración profunda, tonifica, además, todas las vísceras de la cavidad abdominal; el hígado y el bazo figuran entre los principales beneficiarios. Favorece la secreción de hormonas sexuales. Las suprarrenales son tonificadas, y se normaliza la producción de adrenalina y de cortisona, sin riesgo de sobrepasar las normas fisiológicas. Esta postura, al estimular también el páncreas, ayuda a combatir los casos de diabetes.

Es especialmente beneficiosa para la tiroides y las paratiroides debido a la abundante irrigación sanguínea que produce en el área. Masajea los músculos de la nuca mientras estira los del cuello.

Las glándulas ubicadas en la cabeza (pineal y pituitaria) se benefician igualmente. Muy eficaz contra el estreñimiento, porque empuja del intestino al recto las heces acumuladas. Trae alivio al asma y a la bronquitis. Contribuye a evitar la tuberculosis.

Sin embargo, la postura clásica, por excelencia es la llamada *chakrasana* (la rueda) o *rdvha dhanurasana* (arco hacia arriba), una extensión decúbito supina simétrica.

En realidad, es una estación de paso obligatoria para la postura. Desde esta *asana*, dobla y levanta los codos por encima de la cabeza. Coloca las palmas a la altura de los hombros. Los codos convergen en una línea imaginaria por encima de la mirada. Abduce los omóplatos. Prepárate el tiempo que necesites para despegar del suelo la espalda.

La distancia de las palmas no debe ser superior a la de los hombros. Dobla y levanta las rodillas hasta que alcancen las caderas. Eleva el tronco y deja el solideo en el suelo, evitando la presión al máximo. Nos descargues el peso del cuerpo hacia la cabeza,

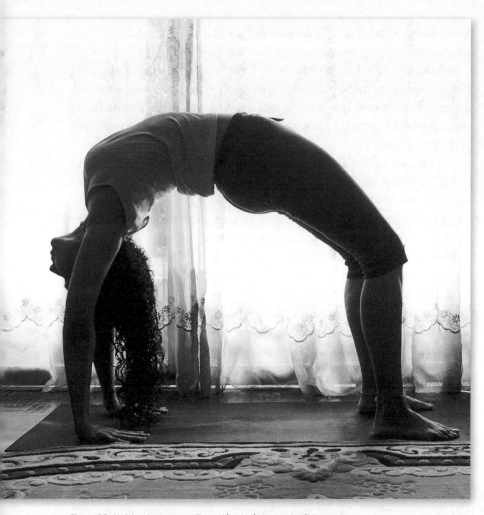

Figura 28. *Urdvha danurasana.* Extensión simétrica en decúbito supino

aunque la tentación sea grande. Eleva la cabeza empujando el suelo con las manos.

En principio la cabeza se encontrará entre tus brazos. Estira los brazos desde los hombros, arquea la espalda, eleva los músculos de los muslos, mantén rectos los codos.

Expande el pecho. Ahora empuja desde las plantas de los pies hacia el cráneo, extendiendo las piernas en lugar de mantenerlas flexionadas. Quizá esta sea la parte más crítica, requiere mucho entrenamiento y esfuerzo. La mirada ya no va detrás de ti, sino hacia el suelo, entre tus manos.

Ahora saca la cabeza por delante de tus brazos.

Cuando controles la postura de forma exhaustiva, deja una de tus manos en la misma cadera de su lado o puedes elevar una pierna al cielo.

Naturalmente la asistencia nos resulta básica en esta posición en la cual mayoritariamente el problema reside en que el practicante no consigue estirar del todo los brazos.

Nuestra asistencia ha de pivotar en torno a que no se preocupe del peso de las caderas, aludiendo siempre en lugar de esto a la debilidad de los brazos.

Buscar un soporte adecuado a su espalda con nuestro cuerpo es una solución, permitiendo que el practicante, practique.

Un error muy común es anclar la cabeza en el suelo, realizando un «doble» empuje con los brazos, que ya no solo tratan de estirarse, sino de despegar la cabeza de la base en la que se afianza. La cabeza debe despegarse del suelo en el mismo momento en que extendemos brazos y piernas.

La postura no se basa ni en los brazos ni en las piernas, sino en el empuje de la cadera hacia el cielo. El abdomen debe quedar plano en relación con el tórax, se encuentra muy expandido, con el esternón apuntando en la misma dirección donde apunte la barbilla, pero en la misma línea del ombligo.

Una vez ascendido el cuerpo se puede aumentar el arco y perfeccionar la *asana* extendiendo algo más las piernas en lugar de dejarlas flexionadas dado que no es una postura tan afianzada sino más bien ligera, pues permite muchos movimientos.

Danurasana (el arco)

El arco es una postura de dificultad baja y quizá este sea su hándicap, pues el practicante tiende a realizarla con poco esfuerzo, lo que la hace perder su vigor.

Retención respiratoria interior casi obligatoria si no se quiere balancear.

Realizada con vehemencia, se descubre todo su potencial.

Flexionando las rodillas y agarrándonos los tobillos, con todos los dedos mirando en la misma dirección (no rodear), estiramos las piernas, hacia el cielo y hacia atrás, y cuando se levanta el pecho del suelo, se intenta llevar las piernas al suelo para acentuar la postura.

Los brazos se encuentran muy estirados y los pies buscan el suelo, levantando al tren superior y abriendo la caja torácica.

Pero ninguna para mi gusto como *ustrasana* (el camello), *asana* que se ejecuta arrodillado. En esta se aferra los tobillos con las manos.

Inhalando profundamente, levanta la pelvis y empújala hacia adelante mientras elevas los músculos de los muslos hacia el tronco. Enarca el tronco mientras abres el pecho y los hombros.

Exhala, dejando caer la cabeza hacia atrás. Sujeta la cabeza juntando tus omóplatos.

Los muslos se encuentran firmes y verticales. No cedas a la idea de dejar caer el cuerpo hacia atrás.

Cambia, innova: deja un brazo horizontal al suelo mientras en el par opuesto la misma mano se estabiliza en su tobillo.

También puedes realizar una torsión llevando la mano derecha al tobillo izquierdo y elevando el brazo izquierdo, y viceversa.

En un paso más adelante, quita las manos de los tobillos y lleva los brazos detrás de y tu cabeza y sostente en contra de la gravedad.

Proyecta siempre la cadera hacia el frente.

No gana en belleza sin embargo a *eka pada raja kapotasana* (el palomo real). Para llegar a realizarla correctamente, se requiere cierta práctica. Este es el primer paso: flexiona una pierna y colócala delante y estira la otra pierna hacia atrás, de forma que el empeine quede apoyado en el suelo.

Una vez aquí deberás colocar las manos a ambos lados del cuerpo, con la palma de la mano firmemente apoyada en el suelo y abrir bien el pecho, manteniendo aquí unas cinco respiraciones. A continuación, haremos lo mismo con la pierna izquierda.

Si no llegas a sujetar el pie con la mano, puede que el pie del mismo par alcance el brazo, arqueando así la espalda, de forma que ambas manos se entrelacen y abre el pecho.

Si no tienes mucha apertura de caderas al realizarla tu cuerpo tenderá a caer hacia uno de los lados.

Cuando estés preparado para la posición final comienza en la posición de cuadrúpeda con las rodillas debajo de las caderas, y las manos ligeramente más adelante que tus hombros.

Desliza una rodilla (por ejemplo, la derecha) hacia delante, hasta la axila derecha, luego mueve tu espinilla derecha hacia dentro sobre el torso.

Apoya la rodilla derecha detrás de la muñeca derecha y el pie derecho al frente de la rodilla izquierda, lo más cerca posible de la muñeca izquierda.

El exterior de la espinilla derecha ahora apoya en el suelo.

Desliza lentamente tu pierna izquierda hacia atrás, enderezando la rodilla y bajando la parte delantera del muslo hacia el suelo. Baja el exterior de tu nalga derecha en el suelo y coloca el talón derecho justo en frente de la cadera izquierda.

Levanta el pecho, separa las costillas del sacro. Para aumentar la intensidad del estiramiento del nervio ciático, principal afectado, puedes descender el cuerpo hasta que la frente toque el suelo. Retorna a la postura que buscas.

Mueve la rodilla derecha ligeramente a la derecha, fuera de la línea de la cadera. Mira hacia atrás, hacia tu pierna izquierda, extiéndela fuera de la cadera y gira el muslo ligeramente hacia adentro, orientando la línea media del muslo contra el suelo. Exhala, relaja la cadera derecha y deja que tu torso se apoye abajo en el muslo derecho. Estira tus brazos hacia delante.

Desliza tus manos hacia la pierna delantera y empuja con firmeza el suelo con la punta de tus dedos. Levanta el torso a partir del muslo derecho. Ahora alarga la parte baja de tu espalda presionando el coxis hacia abajo y hacia adelante al mismo tiempo, y levanta el pubis hacia el ombligo. Desde la cabeza del fémur mueve la cadera izquierda hacia el talón derecho.

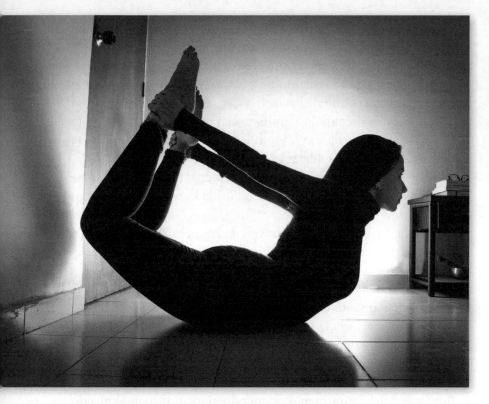

Figura 29. *Danurasana*. Extensión simétrica en decúbito prono.
En la página siguiente, figura 30. *Ustrasana*. Extensión simétrica de columna
y figura 31. *Pada manduka ustrasana*. Extensión asimétrica de columna

Si puedes mantener la posición vertical de la pelvis sin el apoyo de tus manos en el suelo, coloca las manos en el borde superior de la pelvis. Presiona fuertemente hacia abajo.

En contra de esta presión, levanta el borde inferior de la caja torácica. Las costillas inferiores de la espalda deben levantarse antes que la parte delantera y alarga la parte de atrás de tu cuello y deja caer la cabeza hacia atrás.

A pesar de que la pierna delantera está en rotación externa, requiere una gran longitud de sus músculos implicados, como el piriforme, y los gemelos, dado que son extensores de la cadera y abductores.

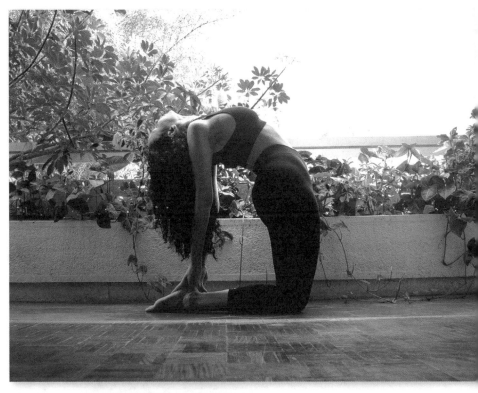

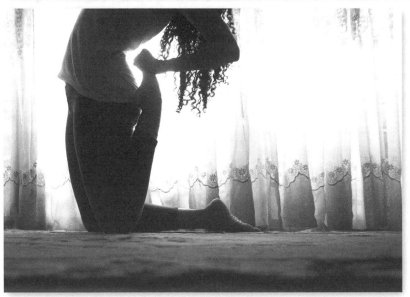

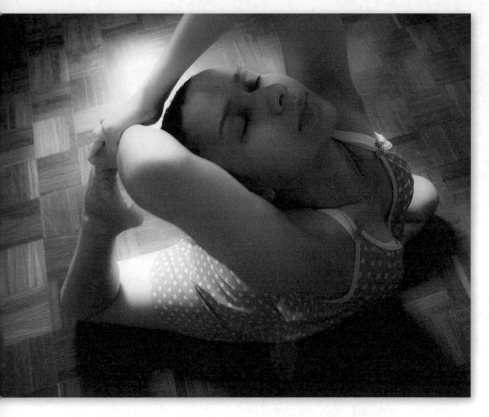

Figura 32. *Raja kapotasana.* Vista cenital

Para levantar el pecho, alza la parte superior del esternón en forma recta hacia arriba. Lleva tus brazos al pie de la pierna que has flexionado, rotando excéntricamente los hombros y flexionando los codos. Esto requiere equilibrio muy estable mientras curvas y esta curva afecta todo el cuerpo.

Puedes emplear un cinturón de yoga para empezar a entrenar los giros excéntricos de los hombros y a la par elevar la pierna en flexión. Intenta acercar el pie a la coronilla.

No solo hay que tener una gran flexibilidad en las piernas, sino en los brazos, la espalda, la cadera, los hombros y hasta en el cuello. Es un premio para el que practica y no cede.

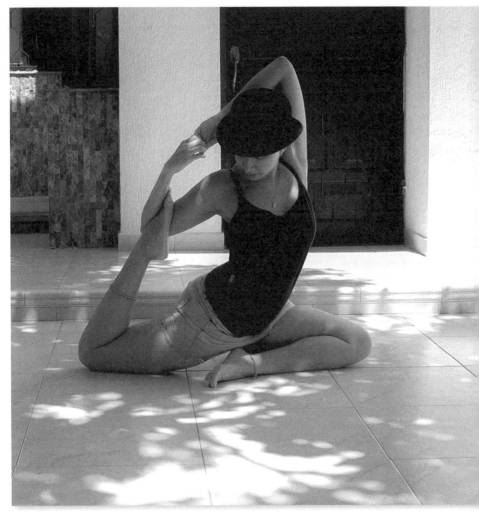

Figura 33. *Raja kapotasana*. Extensión asimétrica

Una postura de tan bella factura es el culmen de un proceso de aprendizaje, en el que ha tenido que mostrar esfuerzo y trabajo, fuerza de voluntad y otras muchas virtudes, incluida la sonrisa.

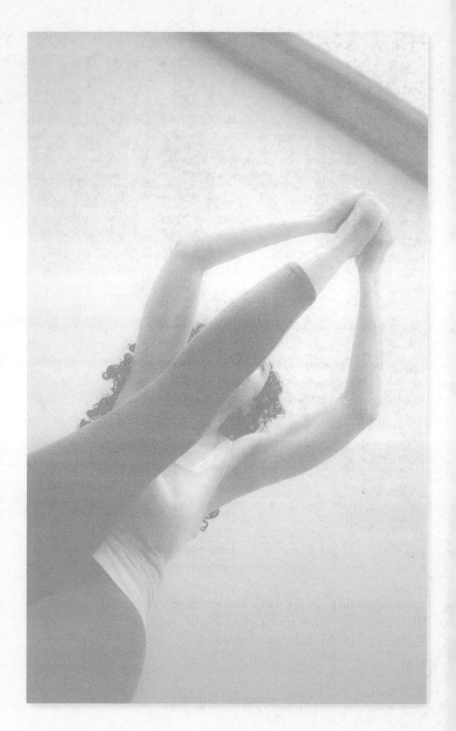

CAPÍTULO 5

Distribución de la carga

Cuando un cuerpo está alineado hay una distribución de cargas de forma equitativa entre los diferentes grupos musculares solicitados para la estática, una equilibrada proyección de fuerzas internas y una economía de recursos energéticos óptima, un bajo desgaste óseo y un tono muscular aceptable que permite, por ende, a esta estática una fluidez en el movimiento.

Hemos visto que el cuerpo se siente cómodo y bien sustentado por la gravedad porque hemos nacido en un planeta con una fuerza gravitatoria constante y además esta no es aplastante, sino que permite el salto y con entrenamiento, la marcha rápida. Cuando hay una tensión y esta se mantiene en el tiempo lleva asociada una debilidad en paralelo de sentido contrario, y viceversa.

Siempre que existe una contractura de un músculo existe una debilidad muscular asociada a los músculos antagonistas. Como todos los sistemas están asociados esto repercutirá profundamente en el funcionamiento general del cuerpo. Es una cuestión de tiempo simplemente y no deja nada indemne, aunque parezca la relación absurda, como pueda ser bruxismo gracias a un dolor lumbar, o cefaleas por una descompensación de la cadera.

Para hacer una lectura de las tendencias de alineación de una persona partiremos de la posición anatómica neutra, con los pies separados el ancho de las caderas, los brazos extendidos a ambos lados del cuerpo levemente separados del cuerpo y con las palmas de las manos mirando al frente; la columna y la cabeza erguidas. Más que estar simplemente de pie parecería una de esas estatuas sumerias de la antigüedad.

Como hemos visto, a partir de ahí definimos los planos de movimiento que combinados dan todo el espectro de posibles movimientos del cuerpo: (flexión anterior, posterior y plantar; elevación y depresión escapular; supinación y pronación del pie, rotación, etc.) Estos planos y ejes que definimos desde la posición neutra del cuerpo son aplicados a cada parte del cuerpo definiendo así la variedad de movimientos articulares de las que disponemos.

Hay muchas opciones de alineación corporal. Por eso, para la práctica de yoga es imprescindible utilizar algunos parámetros de referencia para definir la colocación del cuerpo en el espacio.

El centro de gravedad y la línea de gravedad son dos referencias muy útiles para entender cómo funciona la *asana* en relación con la fuerza atrayente de la gravedad.

El centro de gravedad del cuerpo humano es el lugar donde las diferentes líneas de fuerza implicadas en el mantenimiento de una posición y que atraen a distintas partes del cuerpo de forma también distinta, se anulan entre sí. Así pues, el área donde la resultante matemática de las fuerzas implicadas con el campo gravitatorio terráqueo es 0 es el lugar de máximo equilibrio de todo nuestro el cuerpo.

Su ubicación cambia según se mueve el cuerpo y en algunos casos sale fuera del cuerpo, como por ejemplo cuando flexionamos la cadera estando erguidos, o cuando laterizamos. En la postura estática se encuentra aproximadamente por delante de la quinta lumbar y la segunda sacra.

La línea de gravedad es la proyección vertical de este centro de gravedad. Cuanto más cerca nos situemos del eje de gravedad, mayor eficiencia en el movimiento con menos consumo energético; cuanto más lejos, mayor tensión muscular.

Es por ello que nuestras alineaciones, tomando como referencia la fuerza gravitatoria, son tan importantes para encontrar la estabilidad y el confort propio de la disciplina del yoga

Cualquier postura, por muy difícil que nos parezca, si reconocemos en ella sus cualidades y su relación con el centro de gravedad la ejecutaremos con *glamour*.

Debemos integrar en nuestra práctica varios aspectos:

1. La actividad muscular se distribuye por igual entre los diferentes segmentos somaticos y los distintos pesos se distribuyen equitativamente en las áreas de soporte.

2. El centro de gravedad es el núcleo integrador de donde parte cualquier movimiento del cuerpo.

3. Las curvaturas naturales de la columna se respetan y la relación espacial entre ellas se mantiene intacta.

4. La neutralidad es el aspecto dominante desde donde ejecutamos y al que regresamos continuamente. El cuerpo no toma bandos ni permite injerencias

5. La coherencia espacial entre la pelvis, la caja torácica y el cráneo son constantes. No hay desviaciones al respecto.

6. Los huesos mantienen la continuidad y la coherencia de las líneas de fuerza creadas por la activación muscular que buscan proyectarse en una dirección.

7. Hay mínima tensión y rigidez que permite ajustar las diferentes articulaciones durante la ejecución, así como añadir distancia articular interna. Nunca se colapsan ni bloquean impidiendo su movimiento ni el movimiento del hueso.

8. La activación muscular en la musculatura agonista y antagonista es equilibrada y constante. La relación entre los opuestos es imprescindible.

9. La postura es estable pero ligera, prepara al cuerpo para cualquier acción pero no para el reposo, la vibración o el colapso. La respiración nace del núcleo de la postura y precede al movimiento. La onda respiratoria se hace sentir a lo largo de todo el cuerpo.

10. Las líneas de fuerza que sustentan la posición son revisadas en cada ciclo respiratorio. Nos corregimos constantemente. No se abandona la atención en ningún momento de la postura.

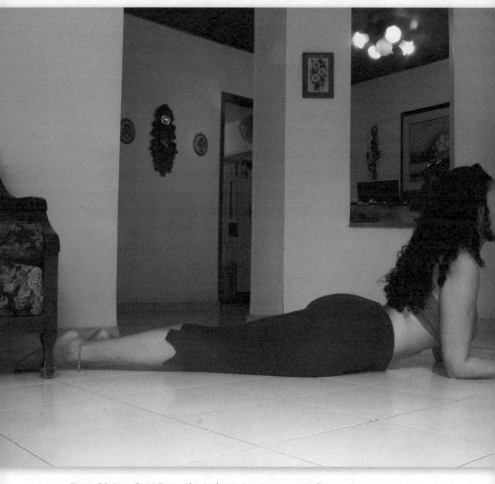

Figura 34. *La esfinge.* Extensión simétrica de columna en decúbito prono

Desde que comienza la práctica se mantiene la máxima conciencia corporal en el tiempo que dura el *asana* y una vez finalizada esta. Terminar una *asana* con cansancio es como empezar una *asana* con cansancio.

La relación entre todos los puntos vistos anteriormente es imprescindible si queremos que la *asana* despliegue todos sus efectos, tanto físicos como mentales.

Vamos a ver con detalle lo explicado.

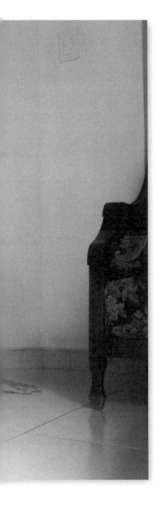

En esta posición, la que conocemos como la esfinge las piernas se hallan proyectadas desde el ancho de las caderas, no se abren en ningún ángulo y permanecen paralelas.

El ombligo se despega del suelo pero se respeta la curva normal, no se presiona, sino que se traslada la curva lordótica a la espalda media, proyectando el esternón, abduciendo las escápulas y aumentando así la caja torácica.

Los codos no se encuentran sesgados, sino que se mantienen verticales, de tal modo que las articulaciones del codo y de la región escapulo humoral donde se encuentra el hombro se mantienen en línea.

De la misma forma los antebrazos permanecen paralelos.

El mentón permanece paralelo al suelo, horizontal y el diafragma, muy extendido, forma una línea media entre los codos.

La *asana* se encuentra muy anclada y distribuido todo el peso sin que ningún segmento corporal soporte una mala distribución.

En su evolución, dado que toda *asana* es madre de la siguiente, *utthan prishtasana* o el lagarto, la distribución de la carga no varía, permanece intacta salvo que se ha ejecutado un desplazamiento asimétrico de una de las piernas, lo que va a influir en el conjunto del cuerpo pero no en su base de sustentación.

En el Lagarto la cabeza de uno de los fémures, el hueso del que nace la pierna, rota en el acetábulo, una porción articular cóncava de la pelvis en forma de luna creciente.

Gran parte del acetábulo está formado por el isquion, hueso que podemos palpar fácilmente en cada nalga, por su terminación en pirámide y del que nace la cruz de todo estiramiento de las piernas, el músculo isquiotibial, que está diseñado para la flexión de la pierna, pero no para la extensión lo que traduce rápidamente en incomodidad cuando no en dolor al realizar estos ejercicios.

La parte superior del acetábulo es el ilion, las crestas, en forma de oreja, cuyas alas se dirigen hacia nuestra columna, abrazando nuestra última lumbar, la vértebra más voluminosa de nuestra columna y con menos movilidad dado que soporta todo el peso del tronco.

Ese acetábulo debe mantenerse bien lubricado para permitir el desplazamiento fácil del cuerpo óseo, que finalmente es el cuerpo que se desplaza en una trayectoria al movernos gracias, eso sí, a un cuerpo muscular que se mueve por orden de los nervios, los manojos de conductores de los impulsos motores voluntarios.

La distribución de la carga sigue siendo uniforme porque el cuerpo continúa geométricamente en línea. Son posturas las del *hatha yoga* empoderadas, porque la naturaleza del poder es que no pertenece a nadie hasta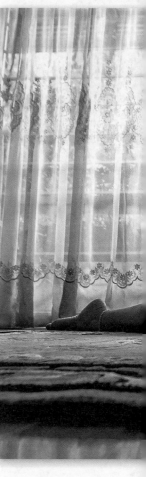

que no es tomado. Para esa toma de poder, para ese control, la geometría corporal es básica.

Si observamos la imagen podemos observar que se mantiene la misma estabilidad que la anterior. En este caso, el avance de la pierna al frente parte de la premisa de que, de nuevo, las articulaciones se encuentren en línea, siendo en este caso coincidente el tobillo con el codo.

Los antebrazos continúan paralelos, como vías de tren y, naturalmente, el torso se eleva, manteniéndose perpendicular al suelo, pero respetando que continúe la línea hombro-cadera-rodilla, solo interrumpida al tobillo por la extensión del pie, que de intentar

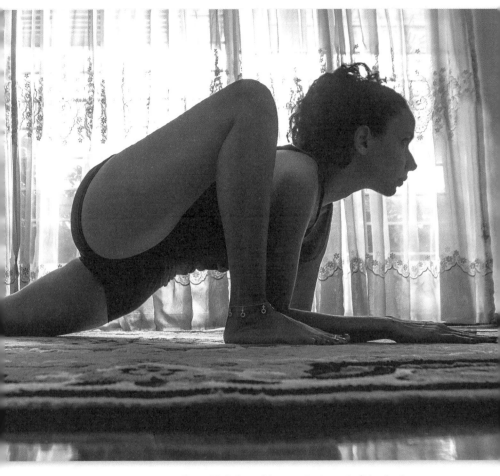

Figura 35. *Utthan prishtasana*. Postura asimétrica de ataque

continuarla, obligaría a la flexión de los dedos del pie de la pierna en extensión, lo que subiría el torso y deformaría todas las líneas anteriores.

La *asana* continúa anclada en el suelo y estable, en reposo, con determinación feroz en la mirada. Tanto es así que es innecesario añadir distancia entre los dedos para crear más masa que soporte el peso del cuerpo impidiendo su derrame.

Conseguir este tipo de laxitud muscular se basa en la repetición de ejercicios que conlleven el estiramiento del recorrido muscular

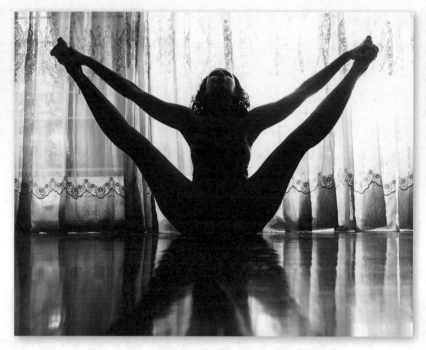

Figura 36. Entrenamiento básico de estiramiento de isquiotibial

que añada mayor longitud a los ligamentos. Estos unen los músculos y son flexibles y elásticos, a diferencia de los tendones, que son flexibles pero no elásticos y unen el músculo al hueso, siendo estabilizadores. Ambos comparten el mismo espacio, pero su trabajo es distinto.

El mantenimiento prolongado en el tiempo de la *asana* facilita que el estiramiento vaya volviéndose más accesible.

Entrenar es volver una destreza refleja, pura inercia. Una persona entrenada hace las cosas sin pensar, de forma instintiva. Parece actuar de forma inteligente, pero en realidad no, se trata simplemente de una repetición ante un estímulo, como

pueda ser la flexión de la palma de la mano cuando siente una presión. En este caso responde a una estrategia corporal que busca la acomodación más práctica e ideal de la posición para poder acceder a otra o bien para mantenerse estable y energéticamente ahorrativo.

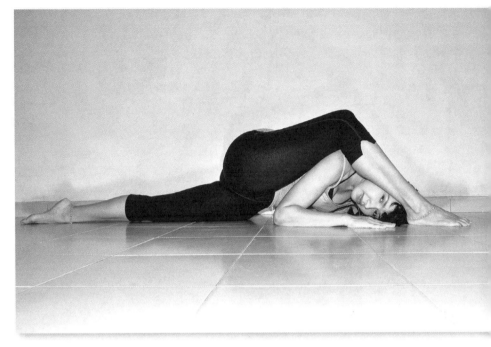

Figura 37. Maximización de la postura

Cuando una *asana* es asimilada por el cuerpo, dado que toda *asana* constituye movimientos y estiramientos no habituales, abre la puerta a nuevos ejes de movimiento o a estiramientos más novedosos.

Convencer al músculo isquiotibial, cuya función es la flexión que realice el trabajo de su antagonista en el plano opuesto, el cuádriceps (es decir, la extensión) requiere de mucho trabajo en esa dirección. Practicada de forma anecdótica solo se conseguirá relajarlo con un paso muy dilatado del tiempo.

Cuando la articulación de la rodilla no solo coincide con la articulación del hombro en una flexión, sino que la supera, se abre una constelación de posiciones nuevas, permutaciones de una original que puede seguir fluyendo mientras se respete la integridad del cuerpo.

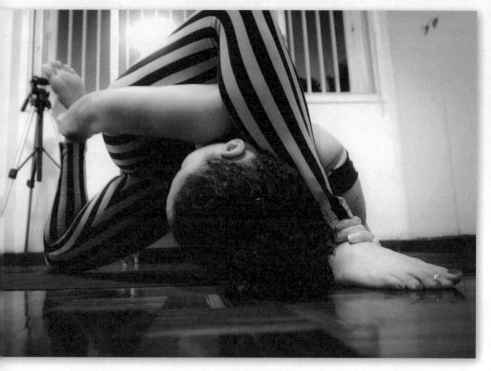

Figura 38. Postura híbrida basada en *utthan prishtasana*. Flexión de columna y cadera en torsión concéntrica

Chaturanga dandasana (el bastón sobre cuatro miembros)

Las tablas son un conjunto de posturas que fortalecen las articulaciones poderosamente.

Mientras las articulaciones se muevan de forma óptima y estén bien nutridas, la membrana interna de la cápsula articular segrega suficiente lubricante (líquido sinovial) que garantiza un deslizamiento perfecto y silencioso de las dos partes de la articulación, recubiertas de cartílago y que al mismo tiempo proporciona nutrientes a la articulación y elimina las sustancias desechables que se forman. Todo ello explica que la función general de cada articulación es el movimiento.

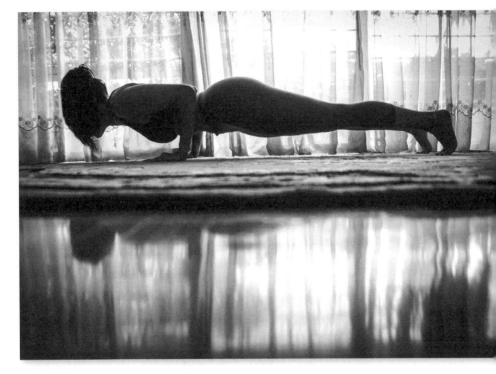

Figura 39. *Chaturanga dandasana.* Tabla baja en decúbito prono

No obstante, en cuanto se descuida o incluso se interrumpe durante un tiempo prolongado el movimiento de la articulación la producción del lubricante articular disminuye provocando adherencias y cierta aspereza en las superficies articulares que finalmente desembocan en una rigidez más o menos pronunciada.

La mejora de la movilidad articular también optimiza la inervación y nutrición de los ligamentos.

Estas deliberaciones tienen una importancia aún mayor para la movilidad de la columna vertebral –esa auténtica maravilla– que dispone de múltiples y pequeñas articulaciones.

Para realizar *chaturanga dandasana* tenemos que comprender básicamente la importancia de la geometría del cuerpo y de la relación estricta de la pelvis con el suelo.

Partimos de una tabla alta, perpendicular el cuerpo al suelo. Las manos están delante de los hombros y van a sostener casi todo el peso. Estiramos los brazos.

Empujamos hacia el techo las vértebras situadas entre los omóplatos. Expandimos la parte superior de la espalda y estiramos la parte posterior del cuello, con los ojos mirando hacia el suelo.

Empujamos los músculos abdominales contra la columna vertebral.

Metemos los dedos de los pies, levanta las rodillas. Equilibramos en un solo plano desde la parte posterior de la cabeza hasta los talones pasando por el sacro.

Es similar a una flexión de pecho, tonifica los músculos abdominales y fortalece brazos y muñecas.

Doblamos los codos. Mantenemos recto el cuerpo en todo momento. Tensamos los músculos abdominales, de modo que el peso caiga en los dedos de los pies y las manos. Acercamos los codos al cuerpo, empuja desde los pies. Estos deben estar separados unos 25 cm. Alargamos la barbilla.

Para quienes resulta una posición inaccesible en un principio, se puede realizar con los brazos flexionados en esfinge.

Hay que llenar los pulmones de aire, al máximo, y expulsar este aire mientras te impulsas con los brazos para elevar el cuerpo.

La postura exige mucha fuerza. Se puede realizar también tumbados en el suelo en decúbito prono pero requiere fuerza explosiva en lugar de resistencia como he aconsejado en su ejecución anteriormente. La resistencia se alimenta continuamente mientras que la fuerza explosiva es un desgaste más acelerado.

La parte más importante de la postura es precisamente la que habitualmente más sacrificamos: la altura del codo y su línea con el cuerpo. Nada como esta postura para comprender que los miembros periféricos torácicos se acerquen a la línea media del cuerpo.

Los brazos han de encontrarse en una flexión de 90°. Para saber la posición precisa se debe buscar en la espalda la segunda vértebra lumbar, trazar media circunferencia en dirección al abdomen y pegar los brazos a la altura de las costillas flotantes.

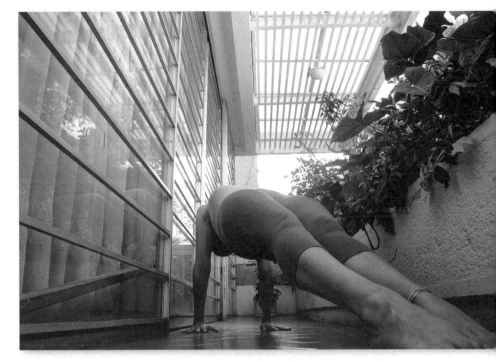

Figura 40. *Purvottanasana*. Tabla alta en decúbito supino

Los pies, flexionados, empujan con los dedos hacia el frente y desde la barbilla al tobillo se traza una línea recta invariable, evitando que ascienda la nalga, volviendo picuda la posición o que caiga el ombligo al suelo, comprimiendo la lumbar.

Purvottanasana (estiramiento al este)

Siéntate con las piernas extendidas al frente.

Alarga la parte interna de las piernas y presiona los metatarsos de los dedos gordos hacia delante. Esto te ayudará a rotar los muslos uno hacia el otro; es una acción que necesitarás en la postura.

Mantén las manos aproximadamente al ancho de los hombros, pero muévelas unos 20 cm detrás de ti, de modo que tengas que inclinar el tronco hacia atrás para mantener el talón de las manos

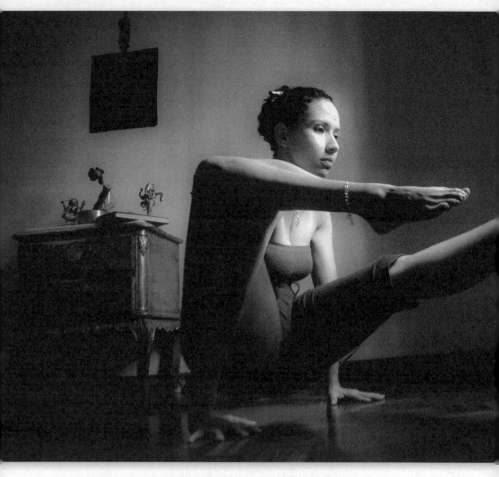

Figura 41. *Eka Hasta Bhujasana*. Apoyo asimétrico sobre brazos

en el suelo. Los dedos de las manos continúan apuntando hacia los pies.

Dobla las rodillas y mueve los pies a mitad de camino hacia las caderas, colocándolos paralelos entre sí y al ancho de las caderas.

Ahora, presionando los pies y las manos en el suelo, mueve el coxis hacia tus rodillas mientras levantas las nalgas hacia el cielo.

Levanta el pecho. El esternón queda perpendicular al suelo señalando al cielo.

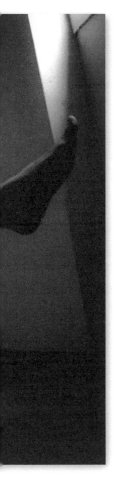

Levanta tus caderas más que tus rodillas. Las nalgas deben presionar hacia arriba.

Mientras mueves el coxis profundamente dentro de la pelvis, mantén ambos pies paralelos, los bordes internos de los pies apoyados firmemente y los muslos paralelos.

El sacro debe sentirse ancho y relajado, no angosto y contraído. Para levantar y abrir el pecho debes estirar completamente los codos y elevar los bíceps.

Rota hacia fuera la parte externa de los hombros mientras que presionas las escápulas hacia dentro de la espalda, manteniendo los hombros alejados de las orejas.

Para abrir más intensamente el pecho mueve el esternón en dirección a la barbilla, gira los hombros más hacia afuera y presiona más las escápulas dentro de la espalda. La acción es circular: las escápulas se mueven hacia abajo por la espalda y presionan hacia arriba, mientras que el pecho sube y el esternón se mueve hacia la barbilla

Si se tiene muy trabajada la extensión del pie y los gemelos y soleo, los músculos de la pantorrilla posterior lo permiten, se puede llevar la punta de los dedos del pie al suelo.

Si esto resultara muy agresivo, las piernas abiertas en V, giran excéntricamente y el canto exterior de cada pie se deja reposar en el suelo.

Una línea trazada desde los dedos de la mano pasaría a un palmo de distancia de los talones.

Ashtavarakranasa (postura de las ocho curvas)

Ashtavakra era un gran erudito que había nacido con una deformidad y que mendigaba en la puerta de un *ashram* pese a las risas de los estudiantes. Su mayor deseo era formar parte de la comunidad de yoguis y para conseguirlo realizó esta *asana* apoyándose precisamente en lo que le incapacitaba.

Este sabio envolvió su brazo alrededor de su rodilla derecha y cogió su mano contraria (ahora estás meciendo tu pierna, como un bebé), y lentamente la meció.

Después llevó la mano debajo de la pierna para poder coger el borde exterior del pie. Con su mano contraria, cogió el borde interior del pie y llevó la rodilla derecha hacia atrás.

Colocó la parte de atrás de la rodilla sobre el hombro. Es muy probable que la rodilla cayera sobre su brazo si las caderas no estaban lo suficientemente abiertas. No se preocupó, pues se podía realizar la postura igualmente sin que la rodilla estuviera sobre el hombro.

Colocó las manos en el suelo en la misma línea que sus caderas. Recordó que su dedo medio debía estar directamente perpendicular a su muñeca y los dedos estirados y abiertos.

El suelo quemaba, así que simplemente despegó. Para ello presionó las manos sobre el suelo de manera que toda la palma estaba haciendo presión sobre la superficie. Colocó las manos delante de las nalgas e introdujo el ombligo hacia la columna. Se inclinó hacia las piernas. Empujó el suelo con las manos y realizando un ligero vaivén levantó las piernas del suelo. Mantuvo muy afilado su pie, hacia el frente.

Se separó muy bien del suelo y asimiló la respiración. Buscó estabilidad y confort, las fuentes vivas del *hatha yoga*.

Tolasana (la balanza)

Esta *asana* encuentra su reto no en despegar del suelo, sino en hacer previamente la posición del *loto* con las piernas.

El *loto* es la posición reina, origen de la meditación activa y sin duda la más antigua de todas las *asanas*. *Loto* facilita mantener la espalda recta durante las largas sesiones de meditación o simplemente en la asistencia de clases. Es una *asana* que se puede calificar

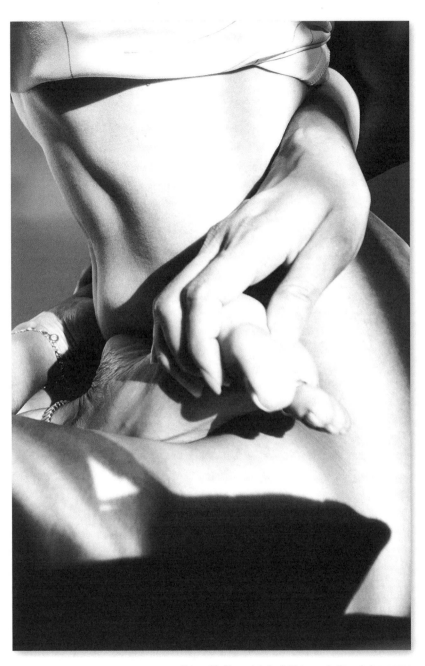

Figura 42. Plano detalle del *loto* con la llave de las manos

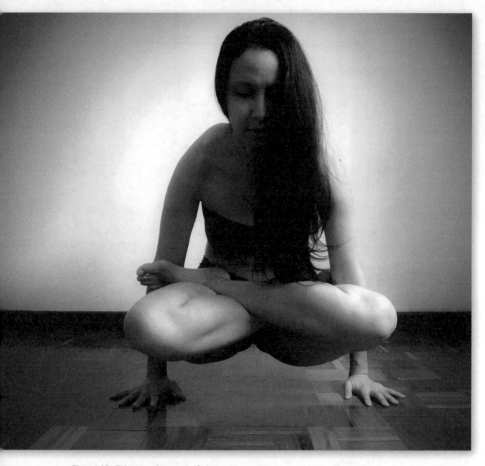

Figura 43. *Tolasana*. Apoyo simétrico sobre manos

como imprescindible. Realizarla perfectamente y de forma cómoda lleva mucho tiempo. Cuidado con las lesiones, el exceso de esfuerzo pasa factura rápidamente en esta *asana*.

Sentados con la espalda erguida y las piernas en V observamos que la planta de los pies debe mirar hacia el cielo hasta que puedas leerla como si se tratara de la palma de la mano. El talón se encuentra en el hueso pélvico y la rodilla cae al suelo.

Doblamos la pierna opuesta del mismo modo, sobre el muslo contrario. Enderezamos el tronco y siente cómo se estabiliza la columna. Al principio puede resultar molesta porque la *asana* atenta contra muchas partes de nuestro cuerpo: puede ser la presión de los gemelos o los muslos, la flexión de la rodilla o incluso el giro de los empeines.

No la recomiendo mantener más allá de 20 minutos por el riesgo que supone la rotura de las capsulas que encierran al líquido sinovial.

Anatómicamente hablando los erectores de la columna yerguen el raquis, pero es necesario un abdomen trabajado para mantener erguida la espalda, aunque el trabajo de la cadera facilita la posición.

La columna se mantiene neutra y los omóplatos también, sobre la caja torácica.

La articulación de rodilla es la mayor articulación del cuerpo humano y aquí está sometida a un mayor esfuerzo, con un riesgo considerable de lesión o cronificación de dolor.

Para realizar la postura de forma segura el muslo se debe encontrar a 115°. La estructura de los huesos, la tensión de los músculos y de los ligamentos impide este movimiento. Si el muslo deja de girar, pero se continúa el intento de ascender el pie, la articulación de la rodilla se dirigirá a un lado, lo que a su vez encogerá el hueso interno de la rodilla (la parte superior del extremo interior de la tibia en la parte inferior del extremo interior del muslo).

Dos porciones de cartílago en forma de cuña actúan como «absorbedores de impacto» entre el fémur y tibia: este es el menisco. Cuando se eleva la base del pie, se está utilizando la rótula como eje, pero si el muslo no es suficiente, se presiona el menisco. No es habitual su desgarro, pero sí lo es el derrame del líquido sinovial, un líquido viscoso y claro que evita la fricción y el desgaste de los cartílagos. Es decir, es amortiguador y lubricante

Esto reduce la movilidad e hincha la rodilla. Doloroso, muy doloroso. Lo que ha ocurrido es que, ante el estrés mantenido en el tiempo de *loto*, el mecanismo normal de producción y absorción de este líquido se ha alterado. La producción es mucho mayor y no se reabsorbe normalmente. Entonces va ocupando gran parte del espacio articular. La acumulación excesiva de líquido en las rodillas produce este dolor.

Para evitarlo lo mejor es entrenarse previamente en la posición.

Una forma eficaz es atarse: para realizarla siéntate con las piernas juntas y estiradas hacia delante, la espalda recta. Apoya las palmas de las manos sobre la esterilla. Ejerce una pequeña presión sobre las rodillas para que estén por entero en contacto con el suelo.

Dobla las rodillas y contacta la planta de un pie con la del otro. Acerca los pies todo lo que puedas a la cadera. Vuelve a estirar la cadera. Baja las rodillas para intentar llegar al suelo. Lleva el peso de tu cuerpo sobre los glúteos. Estira la espalda y saca pecho, hacia fuera y hacia arriba.

Para acercar más los talones al periné, usa un cinturón. Para ello pasa un cinturón sobre tu cabeza y bájalo por la espalda hasta la base del sacro por debajo de u cadera.

Pásalo por encima de las tibias y por debajo de los pies de manera que el cinturón quede situado por encima de las ingles y por la parte superior de los muslos, sujetando la base del sacro por detrás. La hebilla debe situarse en el hueco que queda entre los muslos y las tibias, con el lado suelto del cinturón hacia arriba.

De esta forma podrá ajustar el cinturón tirando del extremo libre hacia arriba. Acerca al máximo los talones hacia el periné. Asegura que el cinturón está ajustado en todo momento en la parte baja del sacro (nunca en las lumbares) por la parte frontal en las ingles, muslos superiores y por debajo de los pies.

La misma tensión del cinturón debe mantener la estabilidad de la columna.

La otra es dinámica. Sentado con las piernas juntas y estiradas hacia delante y la espalda recta, acerca el talón de una de tus piernas, señalando con tu rodilla en la misma dirección de la cadera, hacia el periné.

Sube el empeine del pie al muslo contrario. Flexiona el pie del muslo que sujeta el pie de la pierna en flexión e intenta descender la rodilla, por sí sola, al suelo. Si necesitas la ayuda del brazo, emplea el brazo del mismo par corporal de la rodilla flexionada como pistón, con un movimiento neumático. Este movimiento es el mismo que el de la física. Para activar un grupo muscular es necesario desactivar el grupo anterior, generando así una secuencia.

El brazo que empuja la rodilla al suelo actúa como compresor. Es el mismo trabajo de los antiguos herreros: los antiguos herreros solían soplar para intensificar su fuego y de esta forma facilitaban forjar el hierro. Los fuelles inhalaban aire en su expansión, que luego se exhalaba mediante una pequeña apertura al final, logrando controlar la cantidad de oxígeno a una locación específica.

El movimiento lo podemos hacer muy rápido o lento, siendo el primero cuando la pierna se siente suelta y el segundo cuando la pelvis está muy cerrada y la rodilla dista mucho del suelo.

El objetivo es que con el tiempo el movimiento parta exclusivamente de la cadera y los brazos permanezcan detrás de las nalgas permitiendo la reclinación del cuerpo. Las rodillas deberían tamborilear en el suelo, escuchándose notablemente el golpeteo de la rodilla como los aletazos de un pez fuera del agua en la madera

El primer encuentro con loto es su media postura. En esta una pierna se encuentra cerca de la ingle opuesta y la pierna contraria se encuentra debajo. Ambas rodillas apuntan de forma perpendicular, no hacia la misma dirección de las caderas.

En medio *loto* los muslos realizan la misma rotación interna que *loto* y los glúteos hacia adelante. Un pie queda en la parte superior del muslo contrario. La cadera intenta que la planta del pie quede perpendicular al suelo en vez de paralela.

Dentro del juego de *loto* nos encontramos con su variante más audaz: *baddha padmasana*, postura que demuestra el absoluto control sobre la *asana* madre.

Cuando hacemos la *asana* del *loto*, lo normal es abrir mucho las rodillas hacia los lados.

Para la variante *Baddha* hay que realizar la *asana* normal y luego tratar de llevar las rodillas hacia el eje del cuerpo.

Así los pies están más cerca de la cadera y será más fácil alcanzarlos en los siguientes pasos.

Primero llevamos los brazos por detrás de la espalda. Con la mano derecha agarramos la mano izquierda justo por encima de la muñeca.

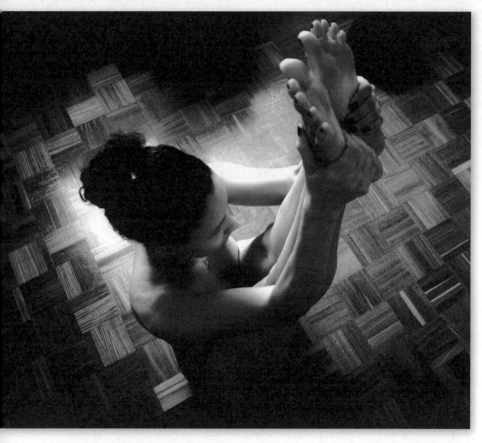

Figura 44. *Navasana*. Flexión simétrica sentada

Giramos el torso hacia la izquierda. La mano y el pie izquierdos estarán más próximos, por lo que será más fácil «adelgazar» el flanco derecho.

Agarramos los dedos del pie izquierdo con la mano izquierda. Es el turno de hacer lo mismo hacia el par opuesto. Lo mejor es hacer el giro rápidamente para contar con ese impulso de trompo. Capturamos el pie derecho con la mano derecha y ahora estiramos la columna.

Quedamos con forma de embudo, de reloj de arena.

Una vez que tengas *loto*, coloca las manos a ambos lados de las caderas, con los dedos apuntando al frente o hacia los lados, lo que te resulte más cómodo. Presiona las manos hacia abajo y con una exhalación, asciende con fuerza, separando las nalgas del suelo.

Acerca las rodillas al pecho. Baja los hombros de modo que se abran los omóplatos. Evita tensar el cuello. Balancéate con conciencia, como agitado por una suave brisa, buceando, invulnerable y ligero.

Navasana *(la barca)*

Siéntate en el bastón y extiende el sacro hacia el suelo mientras alargas y elevas la columna vertebral y abres el pecho.

Exhala e inclina el tronco ligeramente hacia atrás, y simultáneamente levanta las piernas del suelo hasta que los pies queden por encima del nivel de los ojos. Presiona tus palmas en el suelo y equilibra todo el cuerpo en los isquiones.

Alarga la parte interna de las piernas, afirma las rodillas y continúa presionando la parte interna de los muslos hacia abajo, pero resiste la acción levantando las pantorrillas.

Eleva tu columna vertebral desde la base y mantén elevado el pecho.

Sin colapsar tu columna vertebral levanta los brazos a nivel de los hombros y estíralos hacia delante, paralelos al suelo y con las palmas mirando hacia dentro.

Aunque los brazos se extiendan al frente, mantén la parte externa de los hombros yendo hacia atrás y las escápulas hacia abajo. Lleva la espina dorsal hacia el interior del cuerpo entre las escápulas y eleva desde el pecho axilar. Mira directo al frente sin presionar la barbilla en la garganta.

Aquí la gran lección la dio el maestro Yoda: «Hazlo o no lo hagas, pero no lo intentes».

Una opción es agarrarse las pantorrillas con ambos brazos en flexión o la misma planta de los pies.

La pinza es más profunda y la cara se encuentra frente a las espinillas, con los pies a gran distancia de la cabeza y en extensión o en flexión, no es relevante.

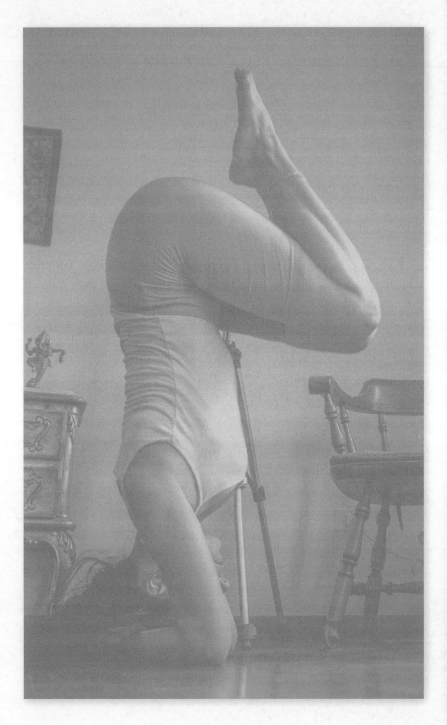

CAPÍTULO 6

Invertidas

Las invertidas hacen referencia a la inversión de nuestro cuerpo, de nuestros valores, a la transgresión del discurso dominante.

Dentro de esta familia se encuentran no solo apoyos sobre la cabeza, sino *salambas*, apoyo sobre hombros y semi apoyos.

Sirsasana es imprescindible. Es la postura reina, no solo por los beneficios físicos sino por su influencia en el campo sutil.

Desconocer *Sirsasana* es desconocer la totalidad del yoga.

Incluye posturas clásicas, de riesgo, invertidas sobre hombros, sobre antebrazos, estiramientos de cervicales, arado y variantes.

Tiene demasiadas influencias (en la glándula pineal y pituitaria, la de memoria, renovación de la sangre que riega el cerebro sobre lo que combate las cefaleas, el asma, el insomnio y el estreñimiento, las varices, hemorroides) como para descartarla.

Sirsasana (posición sobre la cabeza)

Apoya «el callo de la piedad» (frente alta) en el suelo. Junta las piernas y deja tus codos en cada rodilla. Ábrelos para formar un triángulo, simétrico y estable y cruza tus dedos a la altura de las falanges, formando una cuña.

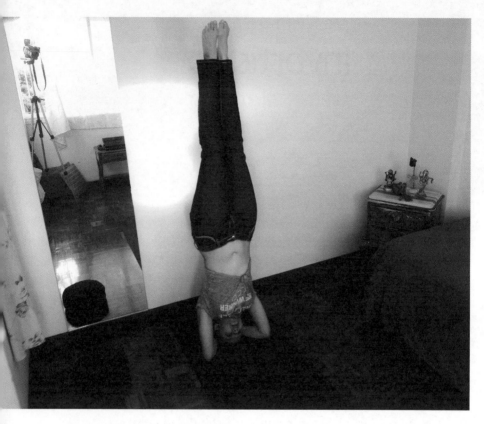

Figura 45. *Sirsasana*. Inversión simétrica

Eleva las piernas al cielo trabajando desde tu abdomen, con las plantas mirando al cielo.

Si tienes una gran rotación de cadera, puedes subir primero una pierna, recta, y después permitir que la otra la acompañe. En ningún caso saltes pues los músculos de la espalda no están preparados para frenar el ascenso que, inevitablemente, continuaría su inercia hacia la parte posterior del cuerpo, cayendo.

Esta posición no es complicada, en contra de lo que a primera vista parece. Lo realmente difícil es superar el miedo, que paraliza su intento o que incluso consigue desequilibrar a los primerizos cuando ya la han alcanzado.

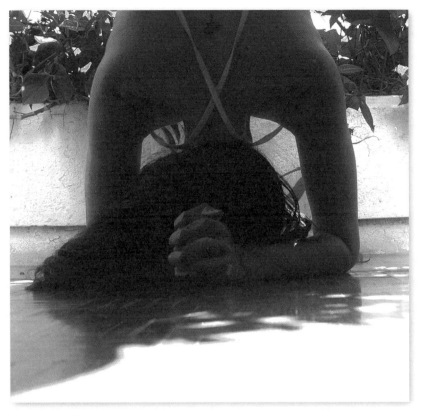

Figura 46. Plano detalle de las manos, que en este caso se juntan en lugar de rodear el cráneo

Cuando se tienen experiencia se descubre que, en caso de caída, el cuerpo reacciona en un instinto superior de supervivencia independiente a nosotros mismos, y a no ser que intervengamos intentando refrenar el derrumbe o intentando reincorporarnos –infructuosamente la mayoría de las veces– la espalda se volverá redonda, como un gato ovillándose, lo que amortiguará el impacto.

Quizá resulte espectacular o aparatoso, pero es un golpe absolutamente inofensivo.

Por el contrario, la lucha solo conlleva daño, no solo para el ego, que se ha visto incapaz de mantenerse erguido y se siente débil, sino porque en el dramático movimiento de reequilibrio, la caída

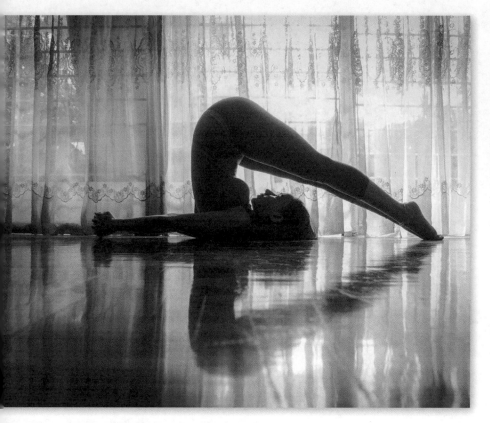

Figura 47. *Halasana*. Flexión invertida simétrica

suele ser o con la espalda plana o, mayoritariamente, lateral, es decir, hacia puntos de ruptura.

Esta postura invertida es la contrapostura de mantenerse simplemente de pie, neutro.

Halasana (el arado)

Empieza la posición desde la posición decúbito supino e inhala hondo. Flexiona la cadera y eleva la plata de los pies hacia el cielo, dóblate e impulsa la cadera hacia arriba. Impúlsate, esta vez con fuerza y lleva las piernas por encima de los hombros.

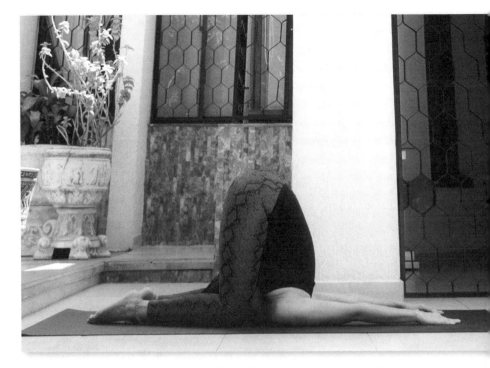

Figura 48. Variación de *halasana: pinda karnasana*

Hay que conseguir llevar las piernas encima del torso y apoyar los pies el suelo detrás de la cabeza, pero alejados a esta. Los brazos entran en la espalda como sarvangasana, con los codos en el suelo y los dedos de la mano señalando al cielo.

Tus apoyos tienen que ser los brazos (extendidos), los hombros y los dedos de los pies. Estira los brazos en la dirección contraria a la de las piernas si quieres dejarlos extendidos.

Los dedos de los pies pueden estar flexionados o bien puedes dejar el empeine extendido en el suelo.

Si quieres seguir avanzando estira los brazos, quedando la cabeza entre los mismos, con las palmas hacia arriba y cuando estés en la posición final, toca los dedos de los pies con los de las manos.

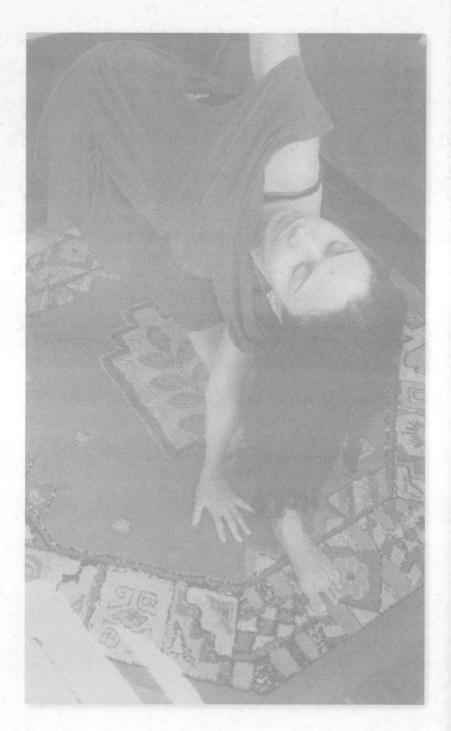

CAPÍTULO 7

Giros angulares

Sentarse, ponerse de pie, caminar

Hasta ahora hemos visto una serie de ejercicios destinados a fortalecer la batería muscular del cuerpo, conseguir mayor elasticidad y aumentar el volumen torácico para facilitar el proceso respiratorio. Pero llegados a este punto vamos a abordar el auténtico protagonista del yoga físico: la columna vertebral o raquis.

La columna vertebral es una estructura ósea en forma de pilar que soporta el tronco, compuesta de multitud de componentes tanto pasivos como activos, un sistema dinámico compuesto por elementos rígidos (las vértebras) y elementos elásticos (los discos intervertebrales).

La columna tiene una estructura lineal constituida por 34 vértebras superpuestas, alternadas con discos intermedios que se unen íntimamente por fuertes estructuras ligamentosas, apoyadas por masas musculares.

De estos segmentos, 24 son móviles y contribuyen al movimiento del tronco. Esta estructura raquídea asegura tres características fundamentales para su funcionalidad: dotar de rigidez para soportar cargas, proteger las raíces nerviosas estructuras y otorgar una adecuada movilidad y flexibilidad para los principales movimientos.

El raquis queda dividido en una serie de curvaturas de naturaleza fisiológica: cervical, constituida por 7 vértebras dispuestas con una curvatura de convexidad que nos permite decir SÍ; torácica o dorsal, constituida por 12 vértebras con una curva opuesta a la anterior; lumbar, constituida por 5 vértebras que repiten la curva de las cervicales; sacra, constituida por 5 vértebras (con una curva idéntica a la torácica, formando un solo hueso, el sacro; y coccígea, formada por 4 o 5 vértebras que constituyen el coxis.

De todas, la cervical y lumbar son las más móviles, mientras que la torácica es más rígida, aportando menor movilidad pues su misión es la carga y no el movimiento.

Desde el punto de vista de la ingeniería, esta disposición curvada es importante porque la presencia de curvaturas será 10 veces superior que si fuese completamente rectilínea.

En el plano frontal, el raquis presenta un alineamiento casi perfecto entre cada una de sus vértebras

La estática del raquis está condicionada por los discos intervertebrales, los ligamentos y la integridad de la musculatura existente a dicho nivel que, mediante ajustes reflejos, permite el mantenimiento del equilibrio. Cuando se produce una alteración en cualquiera de estos elementos, las condiciones cambian, provocando que los movimientos efectuados en el raquis y la propia acción de la gravedad, comiencen a actuar de forma perjudicial.

Para evitar dicho efecto se generan compensaciones a expensas de los sectores móviles del raquis, provocándose cambios que pueden llegar a ser perceptibles en las curvas raquídeas. Es lo que llamamos escoliosis.

A través del pilar frontal el raquis soporta esencialmente fuerzas de compresión, mientras el pilar posterior resiste fuerzas de tensión. Las funciones de los ligamentos de ambos pilares distan mucho de ser simples medios de unión y refuerzo ya que permiten el movimiento más conveniente, minimizando el gasto energético, facilitan una eficaz protección medular y participan en la estabilidad del cuerpo actuando en sincronía con los músculos. Funcionan como verdaderos refuerzos.

El raquis muestra sus curvaturas fisiológicas con curvaturas que oscilan entre amplios márgenes de normalidad. No obstante, cuando se superan dichos márgenes por exceso o por defecto, se consideran deformidades. Dichas alteraciones podrán darse por incremento, disminución e incluso inversión de las curvas fisiológicas. Al aumento de la concavidad de la curva torácica se le denomina hipercifosis, al aumento de la convexidad de la curvatura lumbar se le denomina hiperlordosis. Estas desalineaciones suelen clasificarse en estructurales y no estructurales. Estas últimas suelen ser «malas posturas» más o menos exageradas. Las curvas raquídeas posturales son reductibles tanto activa como pasivamente. Es frecuente la aparición hipercifótica durante el llamado «estirón de la adolescencia».

La cifosis

La sedestación es la posición en la que el ser humano mantiene la verticalidad a través del apoyo de su pelvis sobre la base de sustentación, total o parcial, más grande del cuerpo mientras que llamamos bipedestación a la posición de verticalidad a través del apoyo de las piernas.

Esta diferencia influye enormemente en la forma de repartir las presiones del cuerpo hacia la base que lo sostiene, así como las estructuras que tienen que trabajar para mantenernos sentados o de pie.

La mayoría de personas realizan un tránsito de aprendizaje desde tumbados en la edad de bebés, hacia mantenerse sentados (de los 8 a 10 meses de edad) y luego a ponerse de pie y empezar a andar (de los 12 a 18 meses de edad).

En este proceso de desarrollo vemos claramente diferenciados tres entornos distintos de verticalidad, que podemos definir como de lucha contra la gravedad en los que precisamos de grupos musculares específicos para mantenernos erguidos y simplemente no caernos al suelo por su llamada.

Estar de pie y caminar requieren de muchos músculos actuando a la vez, y además coordinados, pues no solo tienen que sostener y mantener el equilibrio sino mantener la alineación corporal, para lo cual usamos el sistema propioceptivo, que nos informa en todo momento de nuestra posición en el espacio y activa los músculos adecuados en cada fracción de segundo, para compensar las desviaciones posturales, ya sea por agotamiento o porque cambia la topografía del terreno, convirtiéndose en un suelo no firme o en una calle empinada.

La recolocación se produce tanto sentados como de pie.

Existen dos músculos principales sin los cuales es imposible ni mantenerse de pie ni andar: el cuadrado lumbar y los oblicuos abdominales, los cuales forman el control superior e inferior pélvico y permiten precisamente mantenerse erguido y en movimiento gracias a la relación de la pelvis respecto al tórax y las escápulas.

En contra de lo que se suele pensar, la sedestación es altamente dinámica. Las principales estrategias de estabilidad en la base de apoyo consisten en «fijar» mediante el apoyo algún segmento pélvico, sea el que sea, para conseguir construir por encima cadenas de actividad muscular, lo que significa que se concentran presiones de apoyo en áreas muy concretas de nuestro cuerpo, como es la base del fémur, los huesos isquiones, y en menor medida, el sacro, la cadera y la espalda y su musculatura. Pero esta puede cambiar en función de si estamos inclinados sobre una mesa, con las piernas cruzadas o al borde de una silla, así como su solidez.

Permanecer sentado es muy terapéutico, pero cuando esto se realiza correctamente. De hecho, sus beneficios son múltiples:

— Previene las deformidades.
— Favorece al máximo la respiración, por tanto, evita
    posiciones en las cuales los hombros se buscan.
— Promueve la activación muscular de las vértebras lumbares.
— Potencia la capacidad de los hombros de trabajar de forma
    autónoma.

Sin embargo, el confinamiento ha mantenido a la mayoría de la población sentada en sus hogares y no necesariamente «bien sentados», consiguiendo una deformación de la espalda dorsal y una desmuscularización por falta de ejercicio. Posiblemente esto ya pasaba antes, en la oficina, por ejemplo. Lo que ocurre es que, en los hechos recientes, las horas se han duplicado y con ello su escaso beneficio, cuando no la deformación de la espalda.

El mantenimiento de posturas sentadas sin una correcta rectificación de la espalda conlleva rápidamente una cifosis, que es una curvatura exagerada hacia delante de la espalda. En circunstancias normales puede ocurrir a cualquier edad, pero es más común en las mujeres de una edad avanzada.

Al acentuarse, esta cifosis genera malestares como:
— Dolor de espalda.
— Dolor de pecho.
— Dolor de costillas.
— Dolor de hombros.
— Sensación de falta de aire.

El principal signo de la cifosis es una espalda encorvada o jorobada y la cabeza adelantada. A veces el encorvamiento resulta difícil de ver. Otras veces es más claramente perceptible.

Los signos de la cifosis se suelen poner claramente de manifiesto durante el estirón que acompaña a la pubertad. Los hombros tienden a buscarse y se presionan los nervios braquiales.

La cifosis proveniente del confinamiento es una cifosis derivada de vicios posturales: se encuentra tipificada y es muy común, fuera de la circunstancias excepcionales, derivadas de una mala postura, una actividad imbalanceada repetitiva, o cargar cosas pesadas.

En la vida «normal» distinguiríamos «el síndrome del estudiante» (también del «informático» o «secretaria») y el «síndrome de pecho escondido». Hay que ver que determinadas actividades deportivas lo acentúan, mayoritariamente derivadas del *fitness* y el levantamiento de peso muerto.

Desde que dejamos de ser nómadas y nos convertimos en sedentarios, la humanidad avanzó hacia un mayor desarrollo tecnológico, desarrollo que se manifiesta de forma continua disminuyendo el esfuerzo: las redes de transporte público hicieron desaparecer los carruajes en la ciudad, el teléfono acortó el contacto entre lejanos y más aún internet; los electrodomésticos redujeron el trabajo físico necesario para las actividades cotidianas.

Todo esto implicó que la humanidad necesitó de más deporte para que su condición física no decayera en niveles insanos como pudiera ser la cifosis.

El yoga interpreta que los músculos son responsables de sostener la estructura ósea. Del mismo modo en que una persona desmayada se derrumba irremediablemente al intentar ponerla erguirla, los músculos sin tono permiten que la cifosis avance. Siendo muy conscientes de esto, las series de *asanas* que abordan ensanchar el tórax y proyectar el esternón son un profiláctico o un corrector contra la cifosis, siendo este uno de sus beneficios colaterales, aunque no estén diseñadas específicamente para este trabajo restaurativo.

La escoliosis

Hay que entender que la escoliosis, la deformación de la columna en forma de C hacia un lado u otro y dentro de un parámetro, es general y hasta funcional para el cuerpo.

Hay que tener en cuenta que el confinamiento o una situación de crisis no va a provocar una escoliosis a diferencia de una cifosis, que requiere menos tiempo. La escoliosis es un proceso que necesita una madurez, pudiendo aumentar con mayor rapidez si se dan las circunstancias favorecedoras de esto.

Para abordar la escoliosis y sus consecuencias dado que el confinamiento o la ha provocado o la ha aumentado significativamente en caso de falta de ejercicio, debemos observar si presentamos los signos que inducen a una deformación es este tipo. Estos son:

— Un hombro está más alto que el otro.

— La cabeza no está centrada directamente sobre la pelvis.

— Un lado de la cadera está más alto que el otro.

— La espalda presenta variaciones de color y/o textura.

— Se observa una inclinación de todo el cuerpo hacia un lado.

Por razones desconocidas, generalmente las torácicas tienden a ir hacia la derecha, cuando presentan curvas, mientras que las lumbares suelen ir más hacia la izquierda. Suele encontrarse curvas compensatorias en cualquier punto de la columna, incluyendo desviaciones de la cadera y cuello.

Al agravarse la escoliosis genera malestares como:

— Dolor de espalda baja.
— Dolor de pecho.
— Dolor de costillas.
— Dolor de hombros.
— Dolor de cadera.
— Dolor de piernas.
— Dolor de cabeza.
— Ciática.
— Sensación de falta de aire.
— Disfunciones del sistema digestivo o nervioso.

Una categorización que se hace de la escoliosis es dividirla en dos: funcional y estructural.

La primera es aquella producida como un efecto secundario de otro como pueda ser un crecimiento desigual de los músculos de cada lado, como una consecuencia normal del desarrollo; o por malos hábitos posturales o como efecto secundario de ciertos padecimientos agudos, como una hernia de disco.

Generalmente esta escoliosis desaparecerá con el tiempo o con un tratamiento a medio plazo, una vez que se ha resuelto el problema que la motivó. La estructural es aquella en la cual la escoliosis es primaria, manifestándose como una deformación ósea de vértebra y costillas, por lo cual el tratamiento será mucho más complejo siendo imposible una recuperación total.

No es el caso que debemos abordar pues con o sin confinamiento quien la padece ya la arrastraba al declararse el estado de alerta.

Por otro lado, dentro de esta clasificación encontraremos escoliosis infantil, idiopática (sin razón aparente), congénita y la llamada *hemivertebrae* en la cual solo la mitad de la vértebra se desarrolla, generando una vértebra con forma de cuña, con un espesor normal de un lado y un espesor muy por debajo de lo normal del lado contrario.

Si nos ceñimos a lo que nos interesa, encontraremos varios tipos de escoliosis funcionales, aumentados directamente por el confinamiento:

— Escoliosis ciática: Es producida por la irritación de un disco herniado lo que inclina la columna al lado opuesto al prolapso; si el disco se hernia hacia la izquierda la persona se inclina a la derecha para evitar presionar el disco en el mismo lado que causa la presión del nervio. Los síntomas son dolor y una visible deformidad que tiene una aparición súbita. La deformidad desaparece una vez que la condición aguda es abatida.

— Escoliosis derivada de un espasmo en la espalda: Esta ocurre cuando en uno de los lados de la espalda ocurre una contracción prolongada y dolorosa, como consecuencia de una lesión aguda en la espalda. La contracción de un lado de la columna causa la curvatura, que regresa a la normalidad cuando los músculos se relajan.

— Escoliosis derivada de vicios posturales.

Tanto en la corrección de la cifosis como en la mejora de la calidad de vida de quien sufre escoliosis el proceso de readaptación anatómica pasa por los mismos estadios.

El primero de todos es comprender en qué consiste lo que llamamos una postura sana. Cuando desarrollamos consciencia corporal trabajamos directamente sobre la propiocepción.

Debemos observar nuestra inteligencia física, que monitorea el movimiento en el espacio, desde los receptores nerviosos ubicados en las articulaciones, músculos y tejidos conectivos.

Gracias a esto podemos acceder a lo que nos transmiten los receptores ubicados en los órganos, percibiendo las sensaciones internas derivadas de los movimientos o la toma de posturas que vamos a mantener estáticas.

Ahora bien, en el caso de la escoliosis, el tejido conectivo y los músculos, se hallan perturbados por los procesos de compensación que han desviado la curva natural del raquis y se ha recrudecido con el paso del tiempo, asimilándolo como «sano».

En cuanto la cifosis comienza el problema más inmediato al que nos enfrentamos es la tendencia del cuerpo a la compensación.

Cuando el cuerpo es alejado de su centro, busca compensar al resto del cuerpo con el fin de mantener su centro de gravedad, básico para la supervivencia. Esto crea un círculo vicioso, dado que las compensaciones infieren más estrés y desequilibrios en el tono muscular que en lugar de trabajar para corregir el desequilibrio, cede a su presencia y lo asimila cono normal, adaptándose a este.

Es más económico para el cuerpo desmarcar la curva lumbar que estirar para mantener la integridad postural básica.

El cuerpo no altera la postura y de este modo aumenta el estrés y la deformación cuando no la acompaña de otras deformaciones. En el caso de las personas con escoliosis o cifosis existe la llamado «amnesia sensomotora» que les ha llevado a no percibir el proceso de desalineación de su cuerpo. Solo el dolor por el acentuamiento de la desviación será capaz de informarles de ella.

La columna neutra no observa exageraciones o rectificaciones de las curvas naturales.

La torsión

Las posturas por excelencia restauradoras de la espalda son las torsiones.

Antes de entrar en su ejecución vamos a diseccionar lo que llamamos torsión.

Llamamos simetría cilíndrica a la simetría de un cuerpo alrededor de un eje. Cuando torsionamos, el cuerpo comienza a girar como si fuera a realizar una vuelta total, pero sin llegar, obviamente, al punto de partida, es decir, un giro con un centro de rotación en el que los segmentos somáticos no terminan de encontrarse de nuevo.

Entendemos que movimiento es la aplicación en la que a un punto se dirige un cuerpo, pero la forma y tamaño del cuerpo que se desplaza resultan invariables, es decir, solo se mueven no se adaptan ni cambian durante el movimiento. Sin embargo, alargar una mano o estirar un tendón implica un movimiento pero el tamaño y a base de repetición, la forma (como por ejemplo pasaría con el bíceps a base de levantar pesas), va a provocar cambios en el recorrido muscular, algunos notables y otros no visibles desde el exterior.

La torsión suele referirse a aquello que se retuerce como una hélice. A esto lo llamamos helicoidal. Decimos que una torsión es positiva cuando sigue el sentido contrario a las agujas del reloj, e interior cuando oprime las vísceras contra uno de los miembros, cerrándose, mientras que es negativa en el sentido de las agujas del reloj y exterior cuando libera la opresión visceral, abriéndose. Al área que se ve afectada la denominaremos área de torsión.

En el yoga, cuando abordamos la torsión no buscamos la simetría como por ejemplo hacemos en una pinza, sino más bien nuestra asimetría. En nuestro sistema nervioso, el lado dominante (habitualmente el derecho, el izquierdo suele ser el 10% de los practicantes de yoga) lleva mayor preponderancia en la flexión (lo que hace volvernos más pequeños de forma girada) mientras que el izquierdo tiene mayor control en extensión (cuando giramos creciendo).

Si giramos hacia la derecha, tanto el hombro derecho como la clavícula estarán más descendidas y la escápula izquierda más lejos de la línea media. Si estoy sentado en el suelo con las piernas estiradas, la pierna izquierda será más larga el isquion de su lado será más cerrado.

Las articulaciones (coxis, rodilla y tobillo) tenderán a ser «bizcas» (valgo técnicamente o articulaciones en X) El tobillo izquierdo va a tender más a la pronación (hacia dentro). El lado izquierdo será un reflejo opuesto a estas características, justo al revés todo.

Estas descompensaciones dejan de ser funcionales cuando aumentamos mucho su rango, bien por razones fisiológicas o bien por razones no fisiológicas. Estas últimas pueden traducirse en bloqueos con el objetivo de protegerse, pues las compensaciones y descompensaciones, aunque sean lesivas, buscan de algún modo armonizar el cuerpo.

Hay que comprender que cada hueso recibe tensiones opuestas de las cadenas miofasciales en sus extremos. Todas nuestras estructuras corporales están envueltas por la fascia, que es un tejido conectivo que se extiende por el cuerpo y da soporte y protección al organismo formando cadenas musculares y articulares.

Las cadenas miofasciales son vías de comunicación entre estas estructuras que conforman un sistema de tensiones recíprocas y que determinan nuestra postura. Estas cadenas traccionan de los extremos de cada hueso en direcciones opuestas.

Como consecuencia de una mala postura o de lesiones, nuestro cuerpo sufre tensiones o acortamientos de las cadenas miofasciales, perturbando la movilidad de las articulaciones y generando alteraciones en la postura.

Cuando una cadena se acorta, las cadenas opuestas se encargan de reequilibrar la situación y se manifiesta el dolor. Los huesos impares (vértebras cervicales, dorsales, lumbares, sacro...) son más anárquicos, es decir, dependiendo de la zona del cuerpo puede que la extremidad más cercana a la línea media del cuerpo tire más a rotación derecha o izquierda.

Vamos a ver ahora las posturas de torsión sentadas.

Las torsiones corrigen lentamente la escoliosis y suministran un suave masaje a los órganos internos; al masajear y movilizar los órganos internos los procesos depurativos del cuerpo se activan y las toxinas se drenan y son desechadas del organismo. Activan la digestión y aportan más energía a todo el organismo. En general, las torsiones nos ayudan a desintoxicarnos y reestablecer nuestra energía.

Las torsiones, en general, se inician girando primero a la derecha, sobre todo si ejercen presión sobre el abdomen, debido a la manera que el giro estimula el organismo.

Si la torsión presiona el abdomen, por la presión del muslo, esto mejora el movimiento de los intestinos y por lo tanto la digestión. Al realizar la torsión primero a la derecha estimula directamente el colon, facilitándola. También son estimulados el hígado, páncreas y bazo, por lo cual los procesos depurativos son activados.

A consecuencia del efecto de la torsión sobre las vértebras, se produce el estiramiento de los músculos que unen las vértebras de forma oblicua, es decir, los músculos rotadores o musculatura

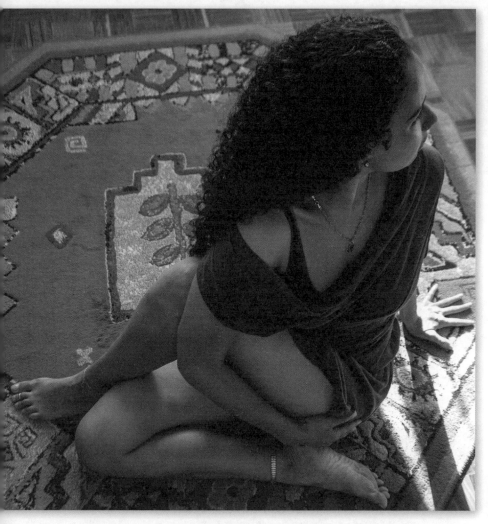

Figura 49. *Matsyendrasana* A. Torsión sentada de cintura pélvica y escapular interior

paravertebral, que son los responsables de la estática de la columna vertebral.

La mejora de la estática de la columna vertebral a través de los movimientos de torsión beneficia a su vez la estática de todo el cuerpo en general.

La torsión de las vértebras también favorece la hidratación de los discos intervertebrales y las articulaciones vertebrales adquieren mayor elasticidad restaurando la movilidad a la columna.

La mayor ventaja que tenemos es que liberamos a los neurotransmisores de información. Si realizamos un ejercicio físico y no torsionamos, el neurotransmisor se queda con la información de los movimientos realizados y cuando relajemos, a la hora del descanso profundo del sueño, es posible que libere esa información en forma de espasmo involuntario.

Las torsiones limpian el sistema nervioso de ese excedente de información.

También debemos entender que la rotación es realmente versátil, de hecho, posiblemente esa sea una de sus mayores ventajas, dado que podemos rotar gran parte de las *asanas* que no son necesariamente una rotación.

La torsión interior

Matsyendrasana (postura del señor de los peces) es la *asana* más antigua que conocemos.

Se practica sentado con las piernas estiradas al frente y se cruza la pierna izquierda, flexionada, por encima del muslo derecho y lleva el pie de la pierna izquierda hacia la nalga derecha, dejando la planta del pie totalmente plana en el suelo.

Acerca la rodilla al hombro, es decir, acerca las partes que se encuentran lejos. Presiona las nalgas contra el suelo.

Eleva la columna mientras la mano derecha presiona el suelo. No hace falta que el brazo se encuentre rígido, puede estar simiesco, ligeramente flexionado, con los dedos abovedando la palma.

Gira el abdomen hacia la derecha y coloca el codo izquierdo en la parte exterior del muslo derecho. Apunta con los dedos de la mano hacia la nalga. Mantén el brazo activo, firme. Empuja contra el mismo al mismo tiempo que resistes con él para ayudarte a la torsión. Gira tu mirada hacia el hombro izquierdo.

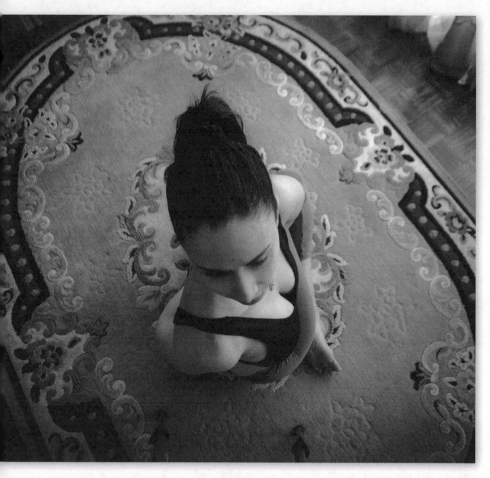

Figura 50. *Matsyendrasana*. Vista cenital

Observa la respiración, cómo se traslada hacia el costado libre, dado que el abdomen no puede dilatarse tanto como a lo que está acostumbrado.

La postura es una delicia a la hora de jugar con ella, pues permite una gran cantidad de variantes e intensidades en crecimiento.

Si deseas añadir una variante muy interesante y que fortalece poderosamente al tren superior, introduce el brazo entre las piernas y trata de encadenarte con la mano opuesta.

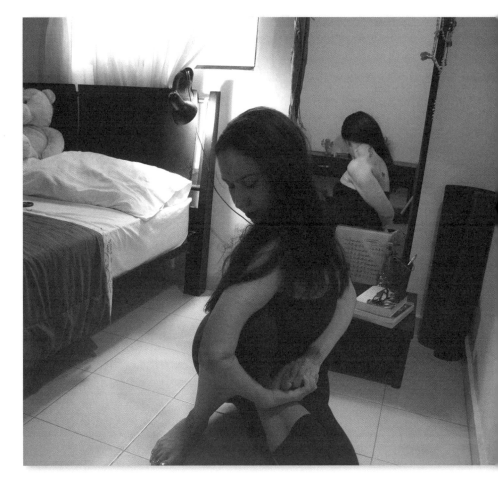

Figura 51. *marichiasana D*

La mano adelantada debe situarse por debajo de la rótula, obligando al giro del hombro mientras las articulaciones del codo y de la muñeca lo hacen el primero hacia el exterior y el segundo hacia el interior, acentuando aún más la rotación del hombro.

El dorso de la mano se sitúa en la cadera del mismo lado. Por detrás del cuerpo, en las lumbares.

Las piernas no colaboran en el ejercicio, de hecho, no pueden facilitar la aproximación de los brazos.

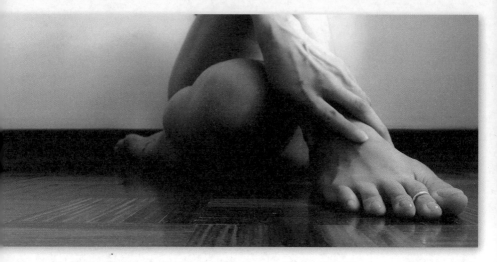

Figura 52. Plano detalle

La rodilla siempre mantiene su cercanía al hombro, lo que facilita pero no condiciona. Las manos se encadenan a la altura de la cadera. La presión en la respiración es extrema.

La característica fundamental de *matsyendrasana*, y lo que es casi su definición, es que se trata de un giro concéntrico, que presiona el muslo contra el paquete abdominal de forma poderosa.

Por otra parte, entran en conjunción partes opuestas, es decir, se aproximan en brazo y la pierna contraria, al revés de lo que es su contrapostura, un giro axial exterior.

Marichiasana (posición del abuelo del sol) es la antítesis de la anterior. Para realizarla dobla la rodilla derecha y coloca el talón en contacto con la nalga derecha, presionando con la planta hacia el suelo. Lleva el brazo derecho hacia delante más allá de la parte anterior del muslo derecho.

Gira el hombro para que el brazo rodee la rodilla izquierda, que se encuentra flexionada y lleva el dorso de la mano a la espalda, en concreto a la cadera.

Pasa la mano izquierda por detrás de la espalda y aferra su muñeca con la mano derecha. Gira la cabeza para retorcer la columna. Es lo mismo que enroscar un tornillo en su tuerca.

Al contrario de la anterior, la torsión no comprime, sino que descomprime, está abierta hacia el lado libre. Toda la sangre que antes se ha retenido en el bazo, el hígado, etc., ahora encuentra cauce y entra en los vasos sanguíneos de las vísceras con fuerza, renovándolas

Recuerda que es una postura imperialista, arrolladora… una parte del cuerpo impone sobre la otra su mandato. No te atasques. Gira desde la cintura escapular.

Hemos visto que en las torsiones, los órganos pélvicos y abdominales se comprimen y se cargan de sangre.

Las torsiones exteriores mejoran la flexibilidad del diafragma y alivian trastornos de la columna vertebral, de caderas e inguinales. La columna se vuelve más flexible, mejorando el flujo de sangre a los nervios espinales, tonificando los órganos internos e incrementando los niveles de energía, aportando tranquilidad a la mente.

Mientras el tronco gira, los riñones y los órganos abdominales se activan y ejercitan, lo cual mejora la digestión y elimina el aletargamiento.

Mantener la integridad y neutralidad de la columna mientras se produce la poderosa abducción de los omóplatos requiere un buen estiramiento de nuestra musculatura abdominal y un control exhaustivo, evitando la aleatoriedad que provoca el esfuerzo, de la respiración.

Es importante cuidar el detalle: debemos aflojar las mandíbulas, las que solemos apretar cuando nos enfrentamos a un reto que nos supera.

La caja torácica siempre expandida, alegre.

A lo largo del día nuestras parejas, padres, hijos, compañeros y vecinos nos van a dar muchos motivos para abatir nuestros hombros, a veces involuntariamente, otras no.

En el yoga encontramos la oportunidad para recargarnos de energía y recordar cuál debe ser nuestra aptitud. Recuerda que la *asana* no es física. Es mental.

Una de las mayores complejidades es la subluxación controlada del brazo. Una luxación es una separación de las dos partes de una articulación cuando se aplica una fuerza extrema sobre un

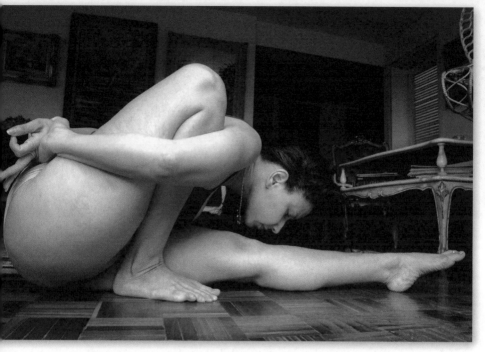

Figura 53. *Marichiasana* A. Torsión exterior en flexión de columna y cadera

ligamento, produciendo la separación de los extremos de dos huesos conectados.

La subluxación controlada fuerza la articulación más allá de su movimiento y límites naturales, sin llegar a afectar a los ligamentos que la sostienen y sin impotencia funcional, como se haría en las artes marciales (para obtener una merma en las posibilidades de movimiento del rival).

Hay que tener en cuenta la dirección correcta del giro y realizarla sin presión alguna pues podríamos conseguir una bursitis si se repitiera la *asana* sin las prevenciones adecuadas o introduciendo más presión en la articulación con el objetivo, por ejemplo, de alcanzar con una mano la muñeca opuesta en lugar de encontrarse solo los dedos.

En un principio el brazo se encuentra neutro y empieza a girar la muñeca hacia el suelo provocando que el codo la imite y transmitiendo el movimiento al hombro que termina haciéndose cargo de continuar el giro.

Una buena focalización es hacia el pulgar de la mano. Al principio señala al cielo, en el segundo giro señala al interior del cuerpo. En el tercero señala kaput. Es en el cuarto cuando señala al punto cardinal opuesto al giro número 2.

Cuando las manos se enlacen el pulgar se encontrará señalando de nuevo al cielo, pero la palma de la mano se encontrará mirando al exterior del cuerpo.

Nosotros vamos a practicar la llamada *marichiasana 2* en la cual inclinamos la pierna doblada hacia la derecha y realizamos una flexión hacia delante.

Puedes usar la mano izquierda para agarrar la pierna de ese lado y que te sea más fácil bajar el cuerpo.

Pon la mano derecha al lado del pie izquierdo. Cuando hayas hecho la flexión hacia delante completamente, mantén el cuerpo en esa posición, pero lleva la mano derecha hasta la parte baja de la espalda, tocándola con el dorso de la mano.

Lleva la mano izquierda a la espalda para agarrar la muñeca con la mano derecha. Si no alcanzas, entrelaza los dedos.

Deja el pie en extensión aumenta la intensidad y aportes en positivo sobre todo al útero además de relajar y abrir la cadera. Es en la profunda exhalación cuando debemos girar el tronco hacia un lado y extender el brazo contra la cara interna del muslo opuesto. Al doblar el codo aumentaremos la presión, ahora contra la cara externa. Con nuestra mano detrás de la pelvis podemos levantar el torso y empujarlo hacia el frente.

La pelvis tiene la manía de hundirse, redondeando la espalda y causando dolor. Esto debe compensarse para conseguir una buena base. Son tres actores a tomar en cuenta: el sostén del cuerpo, la pierna extendida y la planta del pie de la pierna en extensión.

La *asana* mejora la postura y trabaja de forma intensa los ligamentos oblicuos de la columna. Mantiene en contracción al músculo recto abdominal.

La punta de la nariz debe caer justo por debajo de la rótula y la coronilla se dirige hacia el pie.

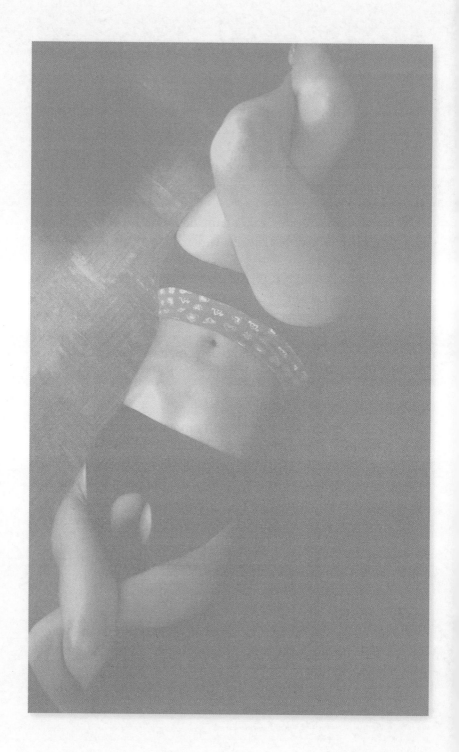

CAPÍTULO 8

Un reto

Dadas las características del yoga, podemos distinguir claramente dos tipos de prácticas: dinámicas o estáticas

En el método de *sadhana* dinámica, se producen contracciones concéntricas y excéntricas en forma alternada lo que facilita un mayor flujo e ingreso de sangre al músculo, mayor riego y aporte de oxígeno y sustancias energéticas como también mejor utilización del glucógeno para la combustión, como así también mayor remoción del material de desecho.

Mediante el entrenamiento dinámico, se entrena la fuerza máxima, la fuerza velocidad, la fuerza explosiva y la fuerza resistencia, dependiendo uno u otro tipo de fuerza de la carga aplicada.

El trabajo isotónico, con tensión constante, solo es posible si se mantienen constantes las exigencias de fuerza aplicadas al sistema neuromuscular. Sin embargo, habitualmente esto no será así. Más bien el trabajo consistirá en tensiones variables en las cuáles el sistema neuromuscular se adaptará a las variadas exigencias.

En la práctica de comportamiento neuromuscular estático, no hay movimiento (no variará la longitud del músculo, no habrá acortamiento de las fibras musculares).

El entrenamiento de la fuerza isométrico es altamente específico. Se ve una mejora de la fuerza en el ángulo articular y posición corporal con los que se desarrolló la fuerza.

Si se utiliza una *sadhana* isométrica para desarrollar fuerza en un movimiento particular, es necesario entrenar isométricamente en varios puntos del recorrido de dicho movimiento. El método isométrico es muy beneficioso en la evaluación y rehabilitación musculares.

Con las técnicas de estabilidad del yoga, la debilidad específica muscular puede detectarse y pueden realizarse ejercicios de fortalecimiento con el ángulo apropiado de la articulación. Si bien tanto el método isométrico como el isotónico pueden aumentar la fuerza, este último es el más conveniente y con el movimiento específico del gesto yóguico.

El inconveniente del entrenamiento estático es que existe una disminución de la coordinación neuromuscular, del sentido cenestésico del movimiento y de la flexibilidad y movilidad articular. Por esta razón cuando se realiza tensión isométrica, es necesario realizar trabajos complementarios para evitar dichos trastornos, como por ejemplo alternar las contracciones dinámicas con las estables

La tensión de la estabilidad no puede ser utilizada para el desarrollo de la potencia muscular y por supuesto mucho menos para la fuerza explosiva y movimientos veloces, pero es muy útil para personas de vida sedentaria, así como también para la recuperación de lesiones musculares. También es de gran ayuda para la memorización de determinada actitud y corrección de una técnica.

Las contracciones provocadas por la estabilidad no están indicadas para cardíacos o personas con presión alta. Cuanto mayor es la tensión, menor será el aprovisionamiento de oxígeno (por estrangulamiento de los capilares). A partir del 20% de la fuerza de mantenimiento máxima, se ve perturbada la circulación sanguínea. En el 50% existe una obturación total de los vasos.

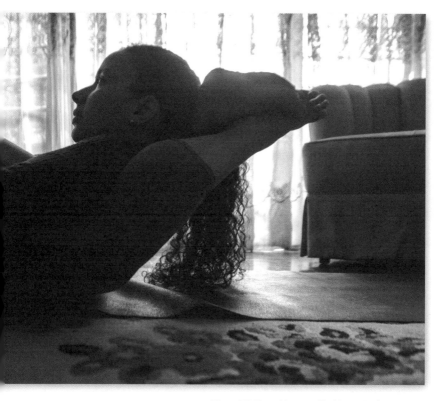

Figura 54. *Yoganidrasana*. Flexión en decúbito supino

Yoganidrasana, el sueño yóguico

No hay *asana* como esta, el sueño del yoga.

Tradicionalmente estudiamos que quienes han doblegado su cuerpo a esta posición son capaces de realizar cualquiera de las *asanas* que propone el *hatha yoga*. Y en sí no es de extrañar. *El sueño del yoga* conlleva la máxima capacidad de flexión de columna y cadera posible, rozando el contorsionismo.

Esta *asana* nos lleva a un profundo estiramiento de la cadena muscular posterior y a una muy pronunciada rotación externa del fémur en su cuna, el acetábulo. Además, aporta fuerza a la columna vertebral y a los músculos abdominales, masajea y comprime el hígado y el bazo, estimula la zona renal y se ven mejoradas las funciones de las glándulas suprarrenales y la actividad hormonal de las glándulas genitales. Para la mujer, la evita verse condicionada por las molestias en el período de la menopausia en la mujer, activa el peristaltismo intestinal y entona el sistema nervioso.

Para realizarla el practicante se sienta con ambos isquiones en el suelo. Una pierna se encuentra estirada completamente hacia el frente, con el pie activo en flexión y los dedos apuntando al cielo.

Con el brazo completamente estirado, la mano del mismo lado toma el dedo gordo con el índice y el dedo medio entre los dedos del pie y el pulgar en la punta del dedo gordo, lo que denominamos «gatillo».

La mano del lado contrario toma el dedo del pie correspondiente, doblando el codo y llevando la mano por arriba y detrás de hombro, y estirando el pie hacia atrás.

Esto flexiona la rodilla en un ángulo recto, abre la cadera, y la lleva a una flexión extrema en ese lado. El talón busca estar a la misma altura de la rodilla, y esta apunta hacia atrás evitando ir hacia el exterior.

La espalda se curva al frente. El abdomen está fuertemente contraído y los hombros crean espacio alrededor del cuello para evitar formar una U.

El cuello, largo y activo hace que la coronilla apunte al cielo, la barbilla queda paralela al suelo y la mirada hacia el horizonte.

Conseguido esto, nos recostamos en decúbito supino, con las rodillas recogidas hacia las axilas y dobladas en un ángulo recto. Con las manos entre las piernas, tomamos los pies por sus puentes y tratamos de mantener los talones directamente encima de las rodillas.

La espalda desde el sacro hasta las cervicales se encuentra en el suelo. La cadera no debería despegarse de su toma de tierra. El abdomen, firme y el pecho, abierto.

Como siempre la respiración juega un papel importante: la columna realiza un movimiento sutil cuando respiramos y se elonga, naturalmente. La intención es tomar conciencia de este movimiento y dejar que guíe los movimientos más grandes, como es este.

La elongación de la columna se produce a través de la relajación más que del esfuerzo. Cuando soltamos, es como abrir la compuerta de una presa. Mientras abrimos la compuerta, la corriente de la respiración recorre la columna. Todo lo que hay que hacer es surfear la ola y dejar que la respiración mueva la columna para encontrar no solo comodidad en la *asana,* sino naturalidad.

Cuando realizamos un estiramiento tan agresivo de este tipo debemos saber que, como hemos visto, el estiramiento de un músculo no es pasivo. Como consecuencia directa, durante el estiramiento mejora la circulación sanguínea en el interior del músculo aumentando así también el metabolismo. Al cabo de unos pocos minutos de estiramiento observamos la mejora de la circulación sanguínea y el aumento del calor interno, incluso llegamos a sudar. Esta transpiración comienza cuando aumentan los procesos de oxidación elevando la temperatura corporal. Esto llega hasta seis veces más cuando los ejercicios son dinámicos.

Hay que tener en cuenta la importancia de la transpiración, debido a que a la hora de eliminar residuos lo haremos en forma de líquido. Si no sudamos lo haremos posteriormente a través de la orina. Para que podamos hacerlo necesitamos sales. En caso de falta de hidratación, estas sales las obtendremos de los huesos, debilitándolos considerablemente y convirtiendo el ejercicio en una antesala de la osteoporosis.

Cada músculo, en cualquier caso, recibe en cada segundo, tanto en reposo como en activo, una corriente de impulsos dosificada que determina su tono: en reposo el músculo recibe pocos impulsos; cuando se contrae para mover una articulación, por ejemplo, los impulsos aumentan para acortar sus fibras, y cuando desarrolla fuerza extrema recibe una gran ráfaga de impulsos.

El acto voluntario de moverse está determinado por impulsos involuntarios, coordinados perfectamente con nuestra intención.

El tono muscular depende también de otras conexiones nerviosas. En cada músculo se encuentra un gran número de husos musculares.

Éstos tienen la función de medir continuamente el estado de tensión y de estiramiento del músculo y transmitir esta información fidedigna a la médula espinal a través de fibras. Cuando hay un cambio de longitud, inmediatamente las fibras que entran en la médula espinal envían una señal, informando de lo sucedido a la médula espinal que analizará la situación en términos de emergencia.

Si no hay un buen entrenamiento, los receptores detectan el estrés muscular, los quimiorreceptores detectan ausencias de potasio y si el músculo está sobreutilizado o agotado, se produce como mecanismo de defensa para evitar roturas en las fibras musculares, es decir, surge una fuerza de oposición a la contracción voluntaria de forma intensa.

Este reflejo tiene una base postural: cuando una fuerza externa tiende a modificar la postura estira algunos músculos, y estos responden con una contracción que se opone a este cambio de postura.

Este reflejo únicamente se activa en los músculos estirados de forma repentina pero no en las estructuras musculares no estiradas.

Cuando aumenta el flujo de impulsos que pasa a través de las fibras hacia el músculo, también aumenta la excitabilidad del mismo músculo, por lo que, de manera refleja, se incrementa el tono muscular. Otros factores, como el miedo, la inquietud, el nerviosismo, reacciones alteradas ante el dolor, también pueden aumentar esta activación. El objetivo es siempre adaptarse o sobrevivir.

El estiramiento yóguico reduce el trabajo eléctrico de las fibras normalizando así el tono muscular, «acostumbrándolo» a su nueva situación. Los tendones también disponen de unos sensores de medición, los corpúsculos de Golgi, que reaccionan ante la elongación cuando el músculo se contrae o se extiende. Pero solo reaccionan ante estímulos fuertes como es la flexión continuada, generando impulsos cuyo destino es una neurona cuya función inhibe el músculo estirado, reduciendo el flujo de impulsos, por lo que el músculo en cuestión se relaja, es decir, se extiende o se afloja.

Es decir, cuando un músculo se encuentra mucho tiempo en tensión (por ejemplo, la pierna firmemente flexionada del Guerrero I) se produce la relajación del músculo sujeto al tendón, facilitando que el movimiento posterior sea justamente el contrario (una extensión, como por ejemplo la Pinza).

Este proceso es otro mecanismo de defensa (nuestro organismo es una auténtica «fortaleza» homeostática) dado que una tensión excesiva, ya por defecto o por exceso (contracción vs extensión), puede llegar a romper las fibras musculares. Se trata de una auto-contención, no determinada por nuestra voluntad, que se obstina en ganar un pulso, por ejemplo.

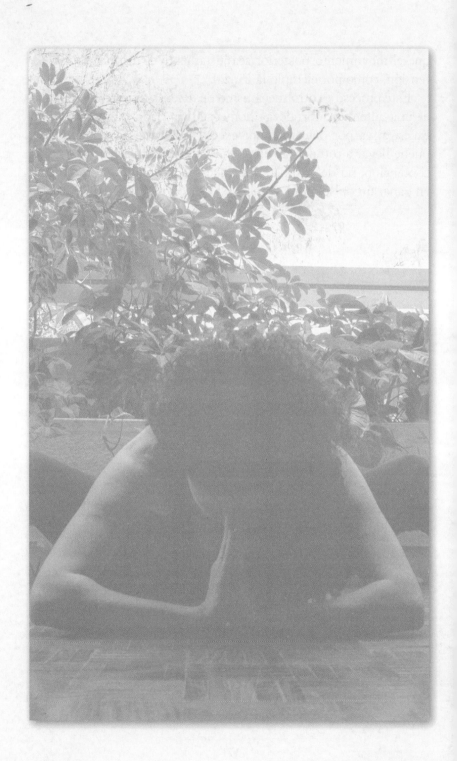

CAPITULO 9

Técnicas
mentales

E l yoga es una fuente viva de cultura. A lo largo de su dilata-
da vida, el yoga se ha ido modificando y enriqueciendo en
base a sus practicantes y pensadores, pasando del dualismo
al no dualismo, de la devoción al agnosticismo, del crecimiento
espiritual a la terapia, de la ciencia al arte.

Las situaciones estresantes han existido siempre, es una tonte-
ría pensar lo contrario. El estrés no es un invento moderno ni es
producto del ritmo de vida contemporáneo, aunque sin duda estamos alcanzando cimas peligrosas para nuestra estabilidad emocional justo cuando tenemos más herramientas para evitarlo. Las
primeras ciudades vivían bajo la presión constante de invasiones de
otras ciudades en busca de sus recursos, esclavos o mujeres o bien
acechadas bajo los caprichos de erupciones volcánicas, movimiento
de tierras o tormentas.

Esto le condujo, aun siendo joven en el mundo, a tener ansias de
Absoluto, a impulsos mesiánicos, ganas enormes de romperlo todo
y ser libre del miedo.

De todos los anhelos del ser humano, es posiblemente la libertad el que más ha sido considerado como un elevado ideal. Cosa
que además es lógica, debido a que sin esta otros ideales como la
igualdad, la expresión artística o la fraternidad no hubieran sido al-
canzables sin la libertad implícita a la hora de desarrollarlos.

A lo largo de su historia desde idealistas, revolucionarios, emperadores hasta razas y naciones enteras se han abocado en despiadadas guerras para reclamarla o para cohibirla. De hecho hasta las más descaradas dictaduras se han purpurado como defensores de ésta pues siempre ha sido considerada un noble ideal que, a diferencia de la democracia, por ejemplo del mismo amor, nadie se ha atrevido a subestimar.

Desde niño el ser humano aprendió que si vive en una familia, es libre en función lo que le limita la norma de la familia. Esto afecta desde la hora de comer hasta la hora de volver a casa. Naturalmente, el ser humano tiene la capacidad de violar esta norma, pero esta violación no queda impune desde que el tiempo es tiempo. En una familia puede pasar la falta a la norma desde una reprimenda a perder privilegios. Dentro de una tribu puede oscilar desde multas, perdida de libertad o pérdida de la misma vida. No depende de la naturaleza delito, sino de la severidad de la norma, de lo que la norma establece como licito en sus parámetros. Incluso abandonar a la tribu puede ser considerado un delito y como tal, sensible a un castigo.

Desde la prehistoria el hombre ha conquistado a sus congéneres para enriquecerse, expoliar materias primas o desplazar sus fronteras. Que lo haya enmascarado con éxito o no con palabras incuestionables como *libertad* que traten de legitimizar el asesinato y la violación que implica toda guerra no es sino una de las muchas formas con las que somos capaces de disfrazar nuestras intenciones, cosa que ningún animal hace: no hay lobo que elabore complicados discursos para convencer a los demás miembros de la camada de la bondad de devorar a una oveja.

Así pues, toda nuestra biografía como *homo sapiens* se ha basado en la obtención de ganancias, sea en forma de especies, piedras o monedas.

La libertad se convirtió así en lo que la norma permite, tanto la propia como la del conquistador en caso de conquista, penando lo que antes era permitido o permitiendo lo que antes estaba penado.

Así, en marzo del 2020 se impuso, por medidas de emergencia, una de las mayores restricciones a la libertad conocida a nivel global de nuestra historia: un confinamiento cuyo objetivo no era aplanar la curva de la pandemia desatada por un coronavirus hasta el momento desconocido, sino destinado a evitar la masificación en los hospitales y la mortandad posterior por falta de recursos médicos o atención al paciente.

Es decir, era un *ataque preventivo* sucediera esta situación o no, aunque obviamente era previsible dado la capacidad de cada país de camas disponible y de hasta personal médico.

Estar de acuerdo con esta medida o no se consideró irrelevante pues el bien de la comunidad estaba por encima del individuo. Las situaciones de incertidumbre, desesperanza e indefensión fue la tónica general al margen de razas, lengua, color de piel, pues esto afectaba de igual forma a un afroamericano brasileño de quince años que a una mujer blanca polaca de sesenta y cinco. Es cierto que en algunos países, especialmente los centro y noreuropeos las medidas de confinamiento y el uso de mascarillas fue de un impacto mucho menor que en otras partes del globo, como pudo ser los países mediterráneos o Latinoamérica.

Si bien es cierto que es en el pensamiento donde el ser humano atesora sus deseos, sus recuerdos, sus proyectos y es aquí donde el ser humano se idealiza, sueña amores o construye mundos a su imagen y semejanza, este pensamiento no resulto suficiente para otorgar el aliento indispensable para vivir bajo unos mínimos márgenes de confort porque el aislamiento social demostró que el pensamiento y su capacidad de encontrar libertad donde no la hay, es un ideal romántico.

Se veía además atenazado por la amenaza certera de que, después del confinamiento, llegaba una epidemia social desastrosa: la caída de la economía, que en muchos casos implicaba que la gran clase social colchón entre ricos y pobres, tendía a desaparecer.

De entrada pese a que el confinamiento era obligado, no se interpretó como tal, sino más bien como una medida necesaria que nos protegería de una amenaza, refugiándonos en un lugar conocido, nuestro hogar. A todas luces es evidente que para caer enfermo hace falta estar en contacto con un enfermo pero para caer en el pánico solo hace falta la televisión o las redes sociales. Cuatro metros es mejor que dos y dos mejor que uno y quedarse en casa aún mejor aunque los países con confinamiento han sido y son los que más fallecidos tuvieron. En ese sentido los medios informativos resultó uno de los mayores agentes del terror, bien movidos por intereses partidistas alarmando o quitando leña según interesara o bien con el simple ánimo de ganar audiencia.

Aunque se mantuvo alguna y muy restringida actividad como era ir al mercado o algunos trabajos que exigían ser presenciales (en ese aspecto un reponedor de alimentos resulto más importante que todo un bufete de abogados) esto continuó siendo insuficiente dado que se transmitió la muy discutida idea del enfermo asintomático, es decir, alguien que podía transmitir la enfermedad sin sufrir los síntomas por lo que nuestros hijos, pareja o amigos podían ser una amenaza, como nosotros mismos podíamos serlo para nuestros mismos padres, pues pertenecían al rango de mayor sensibilidad al efecto mortal del coronavirus.

Aumento la vulnerabilidad psicológica y se tradujo en ansiedad, irritabilidad, insomnio, autopercepción del envejecimiento, soledad…cuanto mayor era la persona sin embargo menos soledad y sufrimiento demostraban mientras que las mujeres de cualquier edad fueron mucho más sensibles a esto. Las personas adultas activas en redes sociales y nuevas tecnologías mostraron mayor robustez y recursos personales a la hora de evaluar el impacto del aislamiento. Pero el sufrimiento era mayor cuanto mayor era la insatisfacción con el apoyo recibido por la familia que por otro lado vivía a su vez frustrada por no poder acceder a un *régimen de visitas*.

Del mismo modo, la religión, la gran tabla de náufrago que nos quedaba, no tuvo mejores resultados. En sus orígenes y en su mensaje toda religión es amor pero no ha sido así en la realidad pues las campañas religiosas contra el librepensamiento has sido tal constante que podemos resumir que la historia de las religiones no es sino un catálogo de genocidios, abusos sexuales, escándalos financieros y martirio de «infieles». Y eso se ha debido a que hay suficiente religión en el mundo como para que la gente se mate entre sí pero no la suficiente para que se ame. Judíos y musulmanes,

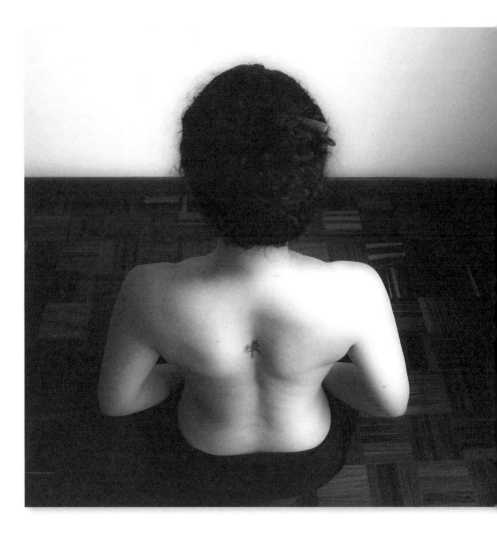

musulmanes e hinduistas y cristianos contra todos demuestran lo
que Krishnamurti advertía: *toda organización es putrescible.*

Si sólo en nuestra mente somos libres, el yoga seria la gran expresión de la libertad al permitir la expansión de la mente ilimi-
tadamente. Frente a la norma o los mensajes de pecado, la espiri-
tualidad que ofrece el yoga aparece como la aceptación de lo que el
hombre y la mujer es, buscando el equilibrio entre sus necesidades
y sus posibilidades. Se alza como un defensor de nuestra naturaleza
y de felicidad del individuo en esta vida y no en otra.

Sin embargo el yoga aunque supuso una gran herramienta demostró ser eso, una herramienta y no en si una solución definitiva, quizá porque el yoga no fue ideado para ser solución, sino mecanismo para ayudar a la mente a su propia destrucción, no solo evitando los pensamientos parásitos, sino destruyendo al mismo pensamiento que se dejaba invadir por celos infundados, imaginación perniciosa o deseo de sufrir.

El yoga medieval e hinduista en su día había supuesto la renuncia al goce de los sentidos con el objetivo de alcanzar una buena práctica espiritual, el desapego material y afectivo, la calma, el autocontrol de la sexualidad, la perseverancia en la práctica y la renuncia como vía para alcanzar esta liberación.

Pero estamos hablando de un paradigma obsoleto y minoritario que a partir de los 90 fue decayendo a gran velocidad, pues el mayor desarrollo del yoga fue en la cultura occidental y no en la cultura oriental originaria. Y esta interpretación contemporánea observaba que también era posible y alcanzable un camino medio, combinando la estricta disciplina con la libertad en esta vida si se abordaba de forma consciente, observando también al cuerpo físico y su impulso más primario, cuerpo compuesto por la piel, los órganos, los músculos, el sistema óseo y al que no se le podía mirar con desprecio en comparación al cuerpo sutil e imperecedero al que denominamos alma.

Si renunciar a la conciencia implicaba brutalizarse, renunciar al cuerpo significaba vivir como un impostor, convertirse en un talibán, salir de una cárcel para meterse en otra.

Es lo que, particularmente, me hizo escapar de las sandalias del Gurú de turno para beber de las fuentes del multi-gurú, a quién he encontrado en mi vida ro leyendo a Jung y Krishnamurti pero también hablando con un taxista. El gurú que se cepilla los dientes, cada mañana, frente al espejo de mi cuarto de baño y que vive y ruge dentro.

Se hablaba antes de la pandemia mucho del cambio. Del cambio por venir, del cambio necesario, de que habíamos llegado a un punto muerto dónde sólo nos quedaba un cambio de pensamiento más acorde con el medio ambiente, solidario, un mundo

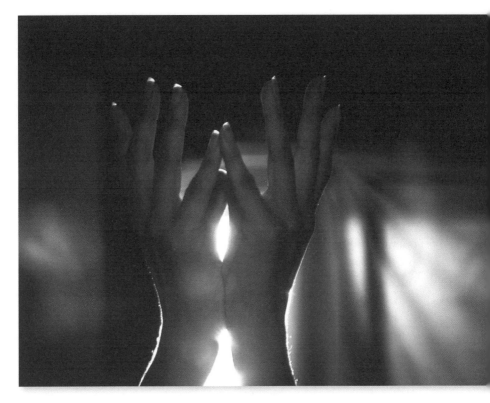

de conciencia. Malraux previno que el siglo XXI sería espiritual o no seria. Y tenía razón. Ningún cambio será posible mientras sigamos basándonos en los esquemas exteriores. El camino del espíritu (universal, mestizo, babélico) no es compatible con continuar participando de una cuota de mercado o seguir dentro del orden político. Jung demostró con bastante eficacia que antes de Cristo ya había un cristianismo, es decir: el camino del espíritu no es sino una senda que ha de andarse envejeciendo en la marcha para rejuvenecer en su encuentro.

No podemos pedir el cambio social sin ser agentes del cambio individual y viceversa. Cualquier otra cosa es una hoguera de vanidades. No podemos pedir cambio sin cambiarnos, sin mudar esta piel y esta camisa, ni la forma de mirar al mundo al andar por sus calles. El cambio en el siglo XXI no vendrá a través de líderes, ni de libros, ni de revelaciones. Gandhi ya lo había resumido: *Si pudiéramos cambiarnos a nosotros mismos, las tendencias en el mundo también podrían cambiar. Tal y como un hombre es capaz de transformar su propia naturaleza, también cambia la actitud del mundo hacia él.*

El mensaje gandhiano, más moderno y necesario que nunca desde esta crisis, insiste en que la transformación personal y la social han de ir de la mano, no basta con el cambio de la persona si esta no llega a ser esa *masa crítica* previa a la detonación que todo lo salpique. Los modelos de nueva normalidad que tratan de imponerse atentan directamente contra esta visión, pues buscan una sociedad con un cambio social basado en el distanciamiento social, la apatía y el teletrabajo, minimizando el contacto con el otro.

El yoga, para la comprensión íntima del ser humano, tuvo en cuenta una buena comprensión de cómo funcionaba nuestro cuerpo: escapar del dolor y mantenerse en equilibrio, lo que en sí mismo busca *la nueva normalidad* aunque las formas de desarrollarlo sean absolutamente dispares.

El equilibrio en el yoga va más allá del equilibrio. Dado que la mente está dispuesta a todo para no sufrir, es capaz de curvar y disminuir incluso la movilidad corporal en la medida en que sus adaptaciones le hagan recuperar el confort, lo que indica que este, en el orden de prioridades, es el primero.

Pero tanto confort como equilibrio no son gratuitos, se pagan con un desgaste de la energía.

Paradójicamente, como casi todo lo que tiene que ver con el ser humano, el equilibrio corporal está basado en dos desequilibrios: La línea de gravedad cae delante de los tobillos y la cabeza queda 2/3 por delante de la línea de gravedad y un 1/3 por detrás de la misma, lo que supone tensión en el tejido fascial de la columna vertebral. O sea: conseguimos equilibrio no por los músculos sino por las presiones de las fascias y a su vez toda extensión muscular no es sino un préstamo de estas. Si ambas cosas tuvieran que hacerlo los músculos, se contractarían inevitablemente. Y además lo que ganamos en esa verticalidad, lo perdemos en energía pues hacemos trabajar el doble a la fascia, lo que nos conduce de nuevo a estar desequilibrados…

Habitualmente abatiremos los hombros, en una búsqueda de confort de nuevo que para evitar el agotamiento fascial tendremos que recurrir a mantener una continua presión torácica-abdominal. Pero esto exige un trabajo postural y dado que somos especialmente sensibles a las sensaciones físicas, encontrar confort en la postura, aun en algo tan simple como estar tumbados, es pura disciplina y en una de las torsiones del yoga, un auténtico reto. Aquí desaparece la paradoja pues la naturaleza nos dotó de un cuerpo que debe vincularse a la introspección, al viaje interior.

El cuerpo es un reflejo de nuestra psíque, refleja nuestra biografía, nuestra intimidad, volcanes, mareas, mordiscos en el corazón que nos han arrancado pedazos. Podemos zarpar del puerto de nuestro cuerpo pero navegamos hacia el no-cuerpo. La asana, pues, es trina y resumen del yoga: contiene elementos somáticos, psíque y espíritu, materializados en movimiento, concentración y conexión. Esto nos hace mantenernos presentes.

Siempre habrá una tendencia hacia el principio de esfuerzo y el principio de abandono. La asana empieza antes de materializarse en la forma, es nuestro laboratorio, la última resistencia dónde no hay displacer. Sólo mente y categorías de la mente.

Decimos que nuestro cuerpo es un templo al que hay que mantener limpio. Y es cierto, pero un templo no solo es un lugar de culto, sino es un culto en sí mismo. Es decir, lo que proponemos es retomar, fuera de todo prejuicio, la idea del culto al cuerpo, idea que se nutre directamente de las mismas raíces del tan manoseado Tantra.

Hay mucha gente que mantiene grandes prejuicios sobre el yoga y parte de estos prejuicios no proviene de la televisión, sino de la misma comunidad de practicantes de yoga. Hoy en día todavía existen patrones caducos que hacen que el yoga sea visto por muchos de forma distorsionada, dando una sensación de que el practicante de yoga es poco más que un animal rumiante indiferente al ruido feriante de la vida y que habla en *diminutivo* de la luz y del amor. Las personas quieren cambios en sus vidas pero a veces los patrones que encuentran cerca son muy exóticos, místicos, poco accesibles ¡y poco prácticos! Muchos nos convertimos en escaparates de nuestro credo, interpretando un papel, a veces incluso haciendo una parodia. Nos quedamos en la superficie, pero no en el espíritu. Parece que sólo podemos abrir la boca para decir cosas trascendentes y cargadas de significado. Y la vida es también alegría, juego, coqueteo.

Es pues el yoga un amante versátil que cubre todas nuestras necesidades de forma absoluta, convirtiéndose en esa herramienta imprescindible para el desarrollo espiritual del ser humano a lo largo de la historia.

El hecho de que no se haya extinguido desde su origen, hace treinta y cinco siglos, así lo atestigua.

El trabajo físico permite el vaciamiento de la mente y cuando se adquiere estabilidad en un estado de concentración cesa todo pensamiento porque se prescinde de la inexacta interpretación de los sentidos sensoriales, vulnerables a la angustia, la impaciencia o incluso estados carenciales, como hambre o sueño.

Una vez que la parte física nos ha ayudado a encontrar una puerta de atrás para acceder a la parte mental, es aquí donde debemos centrarnos.

Hemos sido víctimas durante meses y de hecho en muchos países del globo mientras escribo esto continuamos siendo víctimas de restricciones con mayor o menor carga sobre nuestra voluntad, de un estado absolutamente carencial: la posibilidad de movernos, expresarnos y de contacto.

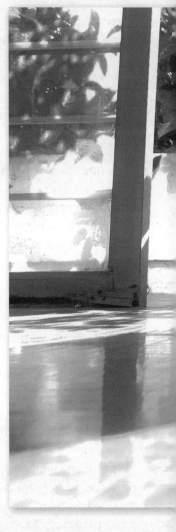

No ha habido violencia en su imposición, de hecho no fue ni necesaria pues se abordó desde un principio como responsabilidad civil de cada uno hacia la tribu de la que formaba parte. Esa fue su violencia más atroz y más convincente, un auténtico veneno para el alma.

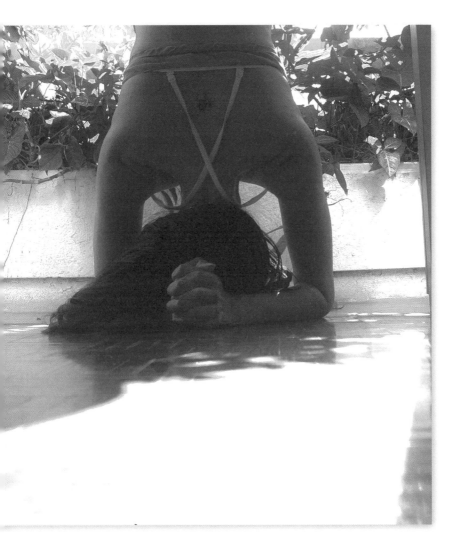

El objetivo de este manual de supervivencia, de esta hoja de ruta era mostrar por un lado las técnicas necesarias para no el entretenimiento, sino la calidad de vida durante una crisis como pudiera ser la vivida recientemente o el naufragio en una isla desierta.

En este capítulo vamos a abordar dos técnicas mentales básicas: La meditación tibetana *Tonglen* y la meditación basada en la respiración *Vipassana*.

Tonglen

Tonglen es un término tibetano que significa *dar y tomar*. Esta meditación esta atribuida su paternidad a Atisha Dipoankara Shrijnana, un sabio indio que vivió a inicios del primer milenio y que la desarrollo como medio de enfrentarse de cara al sufrimiento a través de inhalaciones y exhalaciones direccionadas a otro, de tal modo que inhalamos su sufrimiento y le devolvemos calma

Al practicar *Tonglen* estamos compasivamente presentes con nuestro propio dolor, aumentando asi nuestra empatía hacia le mundo y desarrollando la capacidad de responder con compasión en lugar de con frustración.

Pese a que el origen del dolor sea externo, el practicante se enfrenta al dolor interno, a sus causas, a todas sus consecuencias habitualmente desbordadas ynos abrimos a este.

Tonglen se desarrolla en cuatro etapas:
— Relajación de la mente
— Coordinación entre la inhalación (sensación de calor y asfixia) y la exhalación (sensación de frescura y calma)
— Acercamiento a una situación personal especialmente traumatica
— *Tomar y dar* de forma expansiva, abarcando a todos aquellos que estén en la misma situación, estén donde estén.

Concebimos que el dolor propio no lo es, sino es un dolor compartido por todas las personas que puedan estar sintiendo lo mismo que nosotros.

Inhalamos con el deseo de quitar ese miedo y dolor a esa persona, conocida o no, y al exhalar le enviamos fuerza para que puedan liberarse de este dolor. También se puede dar un paso más allá y practicar el tonglen evocando a aquellas personas que nos han herido recientemente.

De esta forma convertimos la compasión en autoestima. Ademas reducimos la fatiga de la empatía.

La base del *Tonglen* es que no estamos solos ni separados del resto, y que cuidar al otro es cuidarse a si mismo, nos volvemos un escudo para los demás que a su vez nos escuda. Nos sanamos sanando.

Recordemos que habitualmente desviábamos la mirada cuando encontramos a alguien que estaba sufriendo. La pandemia no puso a todos en la misma parrilla de salida. El dolor despierta nuestro miedo; nos produce confusión, nos resistimos a esa confusión. El saber que casi el 90% del planeta estaba pasando por la misma situación de soledad y angustia que nosotros nos ayudó a comprender nuestro lugar en el universo.

De este modo *Tonglen*, en lugar de castigarnos por nuestras debilidades, usa nuestra experiencia para empatizar y comprender a aquellas personas que parecen estar marginadas y que solo son víctimas del dolor.

Practicar *Tonglen* para los ellos, es saber que, al igual que tú, ellos se sienten confusos y perdidos. *Tonglen* nos fuerza a inspirar su dolor y convertirlo en su opuesto, enviando alivio.

Vipassana

Vipassana significa ver las cosas tal como realmente son y es una de las técnicas más antiguas de meditación redescubierta por el Buda hace más de 1.500 años y fue enseñada por él como un remedio universal para males universales.

Tiene por objetivos la total erradicación de las impurezas mentales, y la resultante felicidad de la completa liberación del sufrimiento La curación, no meramente la curación de las enfermedades, sino la curación esencial del sufrimiento humano, es su propósito.

Considero *Vipassana* como el mejor medio de auto-observacion de las sensaciones físicas que se interconecta con la mente y la condiciona. Los expertos en *Vipassana* hacen evidentes las leyes que operan en nuestros sentimientos y pensamientos y como engañan, enturbiando nuestra conciencia. Fue el indio Goenka quien en 1962 empezó a enseñar el *Vipassana*, aprendido en Birmania por su maestro Sayagi U Ba Khin.

Vipassana inicia con la observación sencilla pero continuada de como el aire entra por las fosas nasales y como sale por las mismas fosas. El objetivo es centrarse en algo específico y continuado observando a la par lo difícil que es centrar a la mente que tras un corto espacio de tiempo, empieza a divagar. Comprobar las leyes de la impermanencia de todo termina conduciendo a la verdadera comprensión de la realidad, disolviendo las impurezas mentales al ser estas también victimas de la impermanencia.

Es sin duda *Vipassana*, técnica sencilla y accesible, una de las más duras experiencias que podamos abordar a la hora de enfrentarnos a la mente, que en un estado de crisis se encuentra muy reforzada.

En una situación de confinamiento, con el mundo y la vida paralizada, *Vipassana* no debe de practicarse menos de dos horas diarias, hasta conseguir con el tiempo repetirla dos veces al dia.

Esta es casi una labor heroica, que se abandonara continuamente dado que la mente empezara a pretextar de forma cada vez más urgente la poca necesidad de lo que interpretaremos como un infierno y que no es ni más ni menos que la destrucción de los muros de la irrealidad para acceder a la verdadera naturaleza de nuestra vida

El conocimiento de *Vipassana* se basa en dieciséis escalones

1. Conocimiento para distinguir estados mentales y físicos
2. Conocimiento de la relación causa-efecto entre estados mentales y físicos
3. Conocimiento de los procesos mentales y físicos como víctimas de la impermanencia, algo insatisfactorio pero no propio
4. Conocimiento del surgimiento y desaparición de todo
5. Conocimiento de la disolución de las formas
6. Conocimiento de lo temible de los estados mentales y físicos
7. Conocimiento de estados mentales y físicos como insatisfactorios para la vida
8. Conocimiento del desencanto
9. Conocimiento del deseo de abandonar el estado mundano
10. Investigación del camino hacia la liberación

11. Conocimiento que relaciona a los estados mentales y físicos con la ecuanimidad
12. Conocimiento que se ajusta a las Cuatro Nobles Verdades budistas: el malestar es inherente a la existencia; el deseo es la causa del malestar aunque sea el deseo de la no existencia; se puede acabar con el malestar; la rectitud destruye la insatisfacción (Recto Entendimiento, Recto Pensamiento, Recto Lenguaje, Recta Acción, Recta Vida, Recto Esfuerzo, Recta Atención y Recta Concentración)
13. Conocimiento de la liberación de la condición mundana
14. Conocimiento por el cual las contaminaciones son abandonadas y son vencidas por la destrucción
15. Conocimiento que realiza el fruto del camino y tiene la liberacion mental y espiritual como objeto
16. Conocimiento que observa las impurezas que aún permanezcan

Pese a que la base de *Vipassana* sea indiscutiblemente el budismo, no debe pensarse en *Vipassana* como una meditación sectaria pues busca la liberación de la mente sin tener en cuenta otras situaciones que no sea la ofuscación en la que vivimos.

En situaciones "normales" los retiros de *Vipassana* son en silencio y de un total de diez días. Se trata de un confinamiento voluntario cuyos primeros días son los más duros pues la sensación de no hacer nada es muy agobiante para el neófito. Son diez horas de meditación diarias

Solo hasta el quinto día la mente comienza a relajarse. Mucha gente no es capaz de aguantarlo y se retira en las primeras fases.

El cuarto día es el más duro dado que se permanece en total inmovilidad. Los días anteriores, antes de terminar cada jornada, se practica durante una hora *Adhitanna* (fuerte determinación) o sea, la inmovilidad que posteriormente va a dirigir el resto de los días de práctica.

Durante *Vipassana* pueden aparecr dolores, gran parte en base a inmovilidad aunque según el movimiento se interpreta como cicatrices kármicas que están liberándose de nuestro cuerpo y mente.

Es a partir de aquí cuando aparecen sensaciones placenteras, cosquilleos en algunas partes de la piel que al igual que las cicatrices kármicas hay que observarlas sin apego, pues su desaparición se transformara en dolor.

Vipassana observa el mundo como una ilusión y que hay que desconfiar de dolor y placer. De algún modo inmuniza pero aporta una valiosa auto-observación.

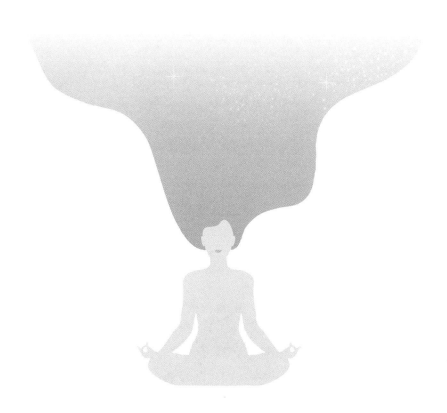

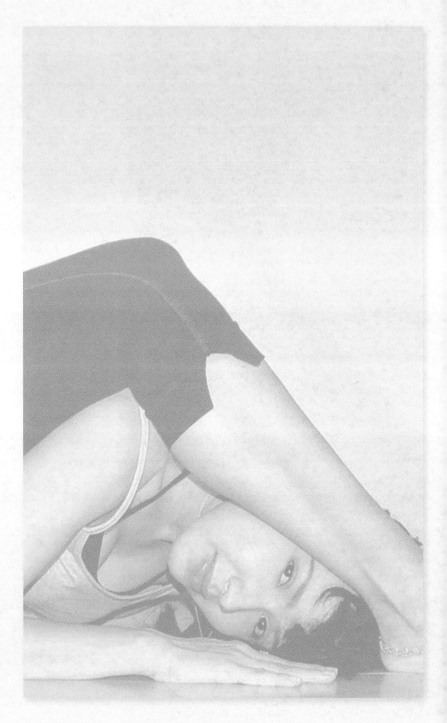

Epílogo

A lo largo de estas páginas hemos tratado, Helena con imágenes y yo con letras, de compartir lo que a cada uno nos ayudó a sobrevivir a la supervivencia.

Es difícil de valorar. En mi caso tuve un despertar muy similar al que viví hace más de veinte años con el descubrimiento del yoga, al que he dedicado mi vida. Descubrí la importancia de las pequeñas cosas, del placer de tener tiempo para hacer un café, del silencio, del no hacer nada. Aprendí a vivir sin miedo, a aceptar que podía morir.

Aprendí el saber con quién. El saber el dónde.

Saber qué lugar ocupo en el universo y que la más inteligente de las termitas para la naturaleza es igual que el más inteligente de los seres humanos y que mientras haces planes la vida tiene los suyos y que hacer que coincidan es cuestión de tiempo, de no rendirse y de ser paciente, pues todo tiene su lugar.

Esa conciencia tuvo el precio de más de 28.000 fallecidos solo en nuestra España. Deje de salir a aplaudir a las ocho de la noche cuando precisamente, después de una meditación, fui consciente de tan alto precio para que yo viera lo que debía de haber visto antes si solo hubiera prestado atención.

Nunca seremos los mismos después de este confinamiento. Tampoco lo serán nuestros seres queridos, ni a quienes despreciamos. Ya Terencio lo advirtió: todo cambia y nada es.

Hay que cambiar cuando surge la posibilidad de cambio. Mudar la piel. Es el cambio continuo e inevitable el factor dominante de cualquier evolución.

La vida no tiene un final feliz. No saldremos con vida de ella. Pero como la vivamos si puede ser feliz. Ahí fuera, en la calle, nadie te va a decir lo bueno que eres, o lo hermosa que estas, o que bien haces las cosas. Pero te aseguro que el universo no sería el mismo sin ti.

Somos el único animal que cree que tiene derecho a la felicidad. Por eso no luchamos por ella y nos lamentamos cuando las cosas no son como queremos. También nos lamentamos de que nadie nos quiere cuando nosotros mismos no nos queremos y a veces ni nos soportamos.

Recuerda el tiempo que la pandemia te ha quitado. Te ha robado la primavera, te ha robado el verano, intenta robarte este otoño. Quizá cuando todo pase hayamos aprendido a valorar cada minuto, cada segundo a sentir la importancia de unas manos acariciando nuestro crepitante cabello, a encontrar que algo tan sencillo como una brizna de yerba es fundamental en el jardín, a que debemos soñar despiertos, a que un día dejaremos de ver la luna, de sentir el golpeteo monótono de la lluvia en los cristales. Hay tanta belleza si sabes verla que hasta duele cuando la encuentras.

Puede que la vida a veces no sea amable. Puede ser que sea dura, injusta, irritante. Pero ante todo la vida es corta.

Victor M. Flores
Helena Zabaleta Todaro

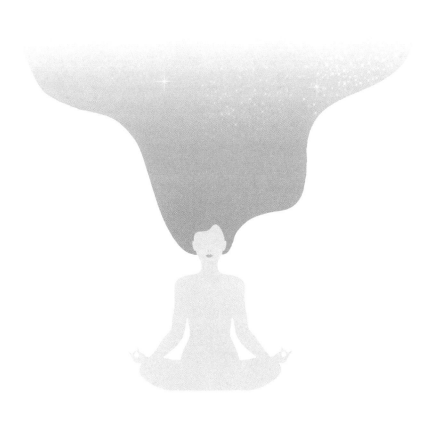

Otro libro de Víctor M. Flores en Arcopress

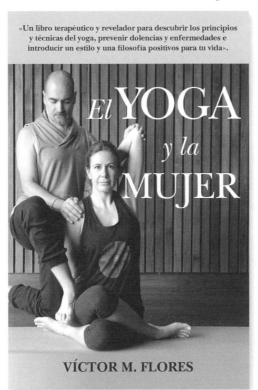

«Un libro terapéutico y revelador para descubrir los principios y técnicas del yoga, prevenir dolencias y enfermedades e introducir un estilo y una filosofía positivos para tu vida».

El YOGA *y la* MUJER

VÍCTOR M. FLORES

En este libro hallarás el conocimiento profundo del corazón de cada postura para realizar una secuencia inteligente, segura y creativa y paliar los posibles efectos adversos de etapas fundamentales en los ciclos naturales de la mujer: la menstruación, la menopausia o el parto; así como herramientas para la rehabilitación y la prevención de enfermedades como el cáncer de mama, la osteoporosis, las migrañas o los problemas de tiroides. Todo ello con el fin de incorporar el yoga dentro de un estilo y una filosofía de vida que ayude a estar en armonía con el entorno y a sentirse bien consigo mismo. Date la oportunidad de vivir en armonía, de sentirte bien en cuerpo y mente gracias al yoga.

Otro libro de Víctor M. Flores en Arcopress

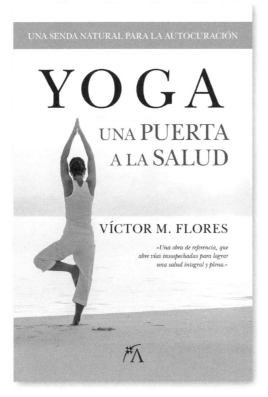

UNA SENDA NATURAL PARA LA AUTOCURACIÓN

YOGA
UNA PUERTA
A LA SALUD

VÍCTOR M. FLORES

*«Una obra de referencia, que
abre vías insospechadas para lograr
una salud integral y plena.»*

Este libro, el primero que explora en profundidad la materia, es un manual
imprescindible para la correcta aplicación del yoga de cara a prevenir y combatir
numerosas enfermedades y patologías, algunas de ellas de incidencia
cada día más frecuente.
Las herramientas más eficaces del yoga para mitigar el deterioro de la salud
(cinética respiratoria, asanas y la meditación activa) son desarrolladas en esta novedosa
obra de un modo eminentemente práctico, con vistas a su implementación por el
lector, que encontrará en ellas un poderoso refuerzo terapéutico.
De su aplicación se derivará un beneficio inestimable: la recuperación emocional,
que gracias al entrenamiento progresivo para la resistencia a los impactos que
debilitan nuestro sistema psíquico, nos permitirá controlar y dominar el temido estrés.
Una obra de referencia, pues, tanto a nivel teórico como práctico, que abre vías
insospechadas para lograr una salud integral y plena.